文成天縱

中醫古籍稀見稿抄本輯刊

ZHONGYI GUJI XIJIAN GAO-CHAOBEN JIKAN

李鴻濤 主編

11

廣西師範大學出版社
GUANGXI NORMAL UNIVERSITY PRESS
·桂林·

第十一册目録

胡慶餘堂丸散膏丹全集不分卷

〔清〕胡光墉編　〔清〕佚名增補

清抄本

胡慶餘堂丸散膏丹全集不分卷

本書爲中醫成方藥目類方書著作。胡光墉（一八二三—一八八五），字雪巖，中國近代著名商人、政治家，係徽商代表人物、杭州胡慶餘堂創始人。本書據清光緒三年（一八七七）杭州胡慶餘堂所刊《胡慶餘堂丸散膏丹全集》刻本精抄而成，并增補了原書未列的方劑藥物及劑量。全書選録歷代名方編次而成，分列補益心腎、脾胃泄瀉、諸風傷寒、婦科、兒科、眼科、外科，以及各種香油藥酒、秘製諸膏等十四門，列方四百二十三首，劑型全備。方名後列病因病機、功效、服藥方法、藥物組成及劑量。本書較世傳刻本補充了藥物和劑量，更適合臨證研習，是其可貴之處。

補益心腎

丸散全集

宮

序

本堂未開張以前歷年施送各藥必購求上品區區之心諒所共鑒矣大凡藥之真僞難辨至丸散膏丹尤不易辨要之藥之真僞視乎心之真僞而已嗜利之徒以僞混真其心固不可問即使盡心採辦不惜重資而配合時鋪友或偶涉粗忽亦能調劑得宜等分適合無論有心無心總之一經差錯主人與鋪友皆無以自問其心爰集同人悉心揀選精益求精慎之又慎莫謂人不及見須知天理昭彰近報己身遠報兒孫可不儆乎可不懼乎所願採辦配合時共矢此心以要諸久遠爲己爾

時在

光緒三年歲次丁丑冬月　穀旦

浙省杭城胡光墉雪巖甫識

序

本堂主人胡君雪巖方伯于同治初年匪擾省城挈眷居甯是時蹂躪餘生多有受邪疫者　主人虔製諸痧藥施送已及數省每年秋夏之交討取塡門即遠省寄書乞藥者亦日不暇給如是者十餘年矣今既創立藥鋪必先延師彙集丸散醫理藥性遂漸講明切究延友徧歷各省採辦諸藥謂搜羅宜廣決擇宜精所製飲片形質宜美氣味宜佳各種丸散配料宜均修合宜誠若杜煎諸膠虎之全副四腿麋鹿之對角毛角龜鱉之血版血甲宜純乎其純二年丙子先設膠廠于湧金門夏季晾各

友齋戒虔合諸痧藥冬季煎熬諸膠廠傍西湖爲取水計三年
丁丑于大井巷内遷造鋪房四年戊寅春開張竊思　主人存
心行事人所共知凡我同人惟是隨地隨時慎之又慎以期共
副　主人濟世之苦心庶乎問心無愧焉

歲在
光緒三年丁丑冬月
浙杭胡慶餘堂謹識

凡例

一本堂丸散集俱出前輩名醫論定而遠近購買者不外是集中所應有故丸散膏丹分列十門杜煎膠露油酒四門共十四類用是彙成一書

一是集共十四類補益為先泄瀉諸風火次之婦兒眼外科又次之膠膏露油酒又次之分門編次校對無訛庶不紊亂

一丸散之名甚繁是集所彙陳方共四百有奇尚未徧採而遠近　貴客所應需已修合更誠庶可備市用焉

一是集中從目之外又分列目錄以清眉目俾閱者尋覓某藥

可治某病一見瞭然

一是集既彙成一帙延師工楷抄錄以付剞劂氏裝訂印送俾遠近咸知

一本堂　主人歷年施送辟瘟丹緣效驗甚神故討取填門者為有未及受惠者今售于世以公同好庶可廣救于人

一是集中所載丸丹有上加胡氏字樣俱我　主人歷年施送今新開藥鋪故將此丸公諸同好亦不敢秘藏之意焉

一本堂所修合丸散膏丹膠露油酒皆按古法製煉外更誠已于自序中自誓報應可見我　主人之存心

一是集中如某藥治某病者，數雖詳而未免踈虞，亦集者之憾見耳，願諸君子雅諒之。

一是集既刷廣為印送，凡仕宦巨商賜顧者，可無慮丸丹之不精也，而本堂之購求上品洪藥材，即路遠價昂亦不暇論焉。我　主人以拯濟為先，市利為次之心可見矣。

胡慶餘堂丸散膏丹全集

總目

胡慶餘堂丸散膏丹目錄

補益心腎門

七味都氣丸
耳聾左慈丸
脾腎雙補丸
濟生歸脾丸
景岳左歸丸
景岳右歸丸
附子理中丸
補中益氣丸
松石猪肚丸

附子都氣丸
青囊斑龍丸
廣嗣葆真丸
金鎖固精丸
濟生二神丸
化滯十香丸
歸芍六君丸
補虛威喜丸
腎厥玉真丸

理疝蘆巴丸
河車大造丸
人蔘固本丸
甯神定志丸
柏子養心丸
硃砂安神丸
滋陰百補丸
滋陰八味丸
千金補腎丸

坎離既濟丸
濟生腎氣丸
滋補大力丸
蔘麦六味丸
健步虎潛丸
扁鵲玉壺丸
石刻安神丸
平補鎮心丸
百合固金丸

良方安腎丸
五子衍宗丸
補腎金剛丸
茴香橘核丸
健陽老奴丸
大補陰丸
大菟絲丸
滋腎丸
青娥丸

琥珀多寐丸
茸桂百補丸
奪天造化丸
斑龍二至百補丸
楊氏打老兒丸
益陰小安腎丸
濟生黑歸脾丸
孔聖枕中丹
培元震靈丹

聚精丸

二至丸

茯菟丸

葆真丸

三才封髓丹

宮方草靈丹

長春不老丹

胡氏洞天毓真膏

胡氏延壽膏

七寶美髯丹

固真金液丹

楊氏還少丹

水陸二仙丹

局方黑錫丹

真人萃仙丹

荆公妙香散

胡氏痧氣奪命丹 暑濕附

胡氏光明眼藥 眼科附

胡氏彭祖益壽續嗣靈丹

天王補心丸 或作丹

凡人血氣充然後心神定昔志公和尚日夜宣經以致勞心損神鄧天王錫此丸服之然後復元是以此方見重於世今人有操心過度陰血少衰神志不甯怔忡健忘亦以此丸治之則固精益髓定魄安神而津液生矣讀書之人多患此病以此治之無不立效如神每服三四錢開水送下

天冬　麦冬　柏子仁　當歸　五味子　棗仁各兩　生地四兩

党參　元參　丹參　茯神　桔梗　遠志各半甘草水炙

蜜丸燈心湯下

十全大補丸

精氣足者血以養之經曰水火已濟陰陽和平是不待補者也乃人之諸虛不足無論男婦皆有之或勞傷過甚不進飲食或久病虛損時發潮熱氣攻骨脊拘牵疼痛五心煩悶中滿喘嗽夜夢遺精等症每以開水化服四錢大補元神功稱十全至哉斯言

党參一兩　白朮炒二兩　茯苓三兩　甘草炙一兩　熟地四兩　白芍二兩　川芎[illegible]

黃芪炙一兩　肉桂一兩　當歸二兩

蜜丸

八仙長壽丸

人自少壯以還純陽之體稟受於天及知識開而嗜慾之心切於中藏則精神為之消耗以致金水不足咳嗽吐血遺精耳鳴潮熱盜汗等症蜂起矣能久服之則生精益血卻病延年所謂體保長春如得仙境矣每服四錢空心淡鹽湯下之

六味丸料 加 麥冬二兩 五味子一兩

大補全鹿丸 景岳百補大全鹿丸

大凡筋骨健壯者精髓充滿自人五勞七傷諸虛百損精神衰弱面色痿黄脚膝無力服是丸者則大補元陽固精種子可以復元神可以延年壽功效不能盡述矣每服四錢或陳酒或淡盐湯任送

中鹿一只 繫殺之刮去毛剖腹以肚雜挖出洗淨穢物同鹿肉加酒煮熟將肉横切焙乾為末取皮同肚雜仍入原湯熬膏和匀列藥末其骨用酥炙研末和入加煉蜜打千搥為度

党參 白术 茯苓 炙草 生地 熟地 天冬 麥冬
黄芪 當歸 川芎 懷牛膝 巴戟 蓯蓉 瑣陽 楮實
兔絲子 覆盆子 破故紙 胡盧巴 秋石 杜仲 五味子
陳皮 川斷 山藥 芡實 枸杞 各一斤
山萸肉 川椒 沉香 青鹽 各半斤
修合此丸須擇天醫黄道吉日虔誠依方遵雷公
炮製之法圓成

滋陰八味丸

凡男婦一身誠能陰陽無愆伏虛寔有相濟此上乘之人也乃五心煩惱兩儀扶失以及小兒骨蒸肉熱皆由陰虧以致之則必配成君臣佐使八味之藥以製之可以除煩滋陰而效見矣每服三四錢空心淡鹽湯送下

熟地八兩　山藥　麥冬　知母　桑葉　製首烏各三兩

丹皮　青蒿各二兩

蜜丸

人葠養榮丸　一名参桂養營丸

心為天君百體從令心安體豐者睟見於面盎見於色矣乃有身體虛弱四肢疲倦肌肉衰瘦形容枯槁驚悸健忘寢汗發熱筋惕食少等症治療家無論其疾其脉但用此丸則諸病頓消其效甚神服是丸者當奉為至寶每服三錢開水送下

黨参　炙草　當歸　炙芪　白朮　陳皮　肉桂各五

遠志炙　熟地　白芍各五　五味　茯苓各七

姜棗湯泛丸肉桂末為衣

六味地黄丸

先天乃人身之根本身體强健者真陰必充凡腎中真水不足真火衰微以致腰膝痿軟骨節痠痛頭目昏暈水泛為痰小便淋秘遺精夢洩自汗盜汗發熱咳嗽諸症此丸百補百效應驗如神每服四錢空心淡鹽湯送下

熟地八兩　山藥四兩　山萸肉四兩　丹皮　澤瀉　茯苓各三兩

蜜丸水泛均可

桂附八味丸

何伯齊曰論造化之機水火而已經有云腎者胃之關也又云益火之原以消陰翳乃腎水衰竭龍雷之火不安其位以致脾胃虛寒寢汗發熱精遺便濁臍腹寒痛咳嗽痰迷遺尿不禁之症服此丸則扶真火以滋陰壯真水以滋腎每服三錢空心淡鹽湯下之

六味原料加附子 肉桂各一兩

肉桂七味丸

相火非命門之真火也腎虧者火不能制以致虛陽上升釀成勞怯今製此丸則能滋真陰以行水補命火以強脾誠引火以歸原也每服三四錢空心淡鹽湯下之最忌蘿蔔燒酒房事等件

六味丸料加肉桂兩

金匱腎氣丸

血溫氣和耎堅相濟緩急調中自無偏勝之弊也凡脾腎虛弱者腰痛脚腫胸膈膨脹四肢浮腫喘急痰迷濁陰上泛小便不利皆腎水枯涸所致故製此丸以治之則腎氣補而功同九轉丹矣每服三錢淡鹽湯送之

附桂八味丸料加車前 懷牛膝各兩

陳氏八味丸

陳脩園先生亦名醫也家製八味丸以濟世嵩治腎水不足虛火上炎發熱作渴口舌生瘡牙根潰蝕喉痛咳痰等症能常服此丸則百病自消故此丸見重於世每空心服三錢淡鹽湯送下

六味丸料加五味子　肉桂各兩

延齡廣嗣丸

周書有曰夢帝與我九齡此延齡之證也詩曰太姒嗣徽音則百斯男此廣嗣之謂也至聖有然難語凡輩今人下元虛損腎氣早虧必至腰膝痠痛陽痿不舉先天之不足宜其無嗣矣安享遐齡有斯症者宜久服此則培元固本添髓益精而腎氣復矣所謂延年齡而廣嗣者功正大也每服四錢淡鹽湯送下

鹿角膠八兩

黨參 附子 兔絲子 胡蘆巴各四兩 熟地十六兩 蛇床子 蓯蓉 杜仲

破故紙 巴戟 淫羊藿 懷牛膝各八兩 五味 肉桂 檀香 川楝子各兩

沒藥五錢 海馬一對 大茴香 杞子各五錢 山萸 山藥 茯苓各三兩 乳香一兩

歸芍地黄丸

夫衆病積聚皆起於虚也今無論男婦俱有陰真不足血少氣多虚陽盛熾頭眩耳鳴兩脇攻痛皆肝血不足所致能服此丸則虚血俱足矣其神效乃爾每服二錢開水送下

六味丸料加歸身　白芍各三錢

附子七味丸

人之始生元陽血氣俱稟於天以成形者也乃有陽虧畏冷之症則氣虛火衰腹痛便溏自汗盜汗是丸能治是症誠能回真陽而門户始固其益人非淺鮮也每服三錢淡鹽湯送下

六味丸料加附子肉

知柏地黃丸

易曰水火既濟猶人之臟腑調和也凡少年血氣未定知識漸開相火易動漸至腎水虧真陰虛此丸六味之原本今加知母黃柏以製之久久服之可以滋腎水可以補陰精其有益於人世者不少也每服四錢淡鹽湯送下

六味丸料加知母 川柏各斤

七味都氣丸

肺不躍則無咳嗽之病此陰寒者之體也今有陰虛咳嗽水泛為痰甚至津液枯燥喘不得臥咽痛聲啞皆腎氣不納之故能久服之則諸痰消也每服三四錢開水下之

六味丸料加五味子丹

附子都氣丸

陰靜陽動陽生陰長此一定之理也世有陽虛惡寒者大便溏消小便頻數咳嗽多痰喘哮時形宜服此丸則陰陽和平之效可見矣每服四錢開水送下

都氣丸料加附子一兩

耳聾左慈丸

腎水為天一之原往々腎水不足者虛火上升所謂水虧陽旺是也勢必至耳鳴耳聾目眩昏化急宜服此則腎水真陰皆足矣每服三四錢開水送下

都氣丸料加磁石二两 蜜煉小粒

青囊斑龍丸

鹿為仙獸斑龍鹿之釋名也與游龍相戲身上有斑故曰斑龍昔成都道士行歌於市曰尾閭不禁滄海竭九轉金丹都慢説惟有斑龍頂上珠能補玉堂關下穴此方得之仲景因此傳世人服此丸可長生也童顏兒齒益壽延年是其徵矣每服四錢淡鹽湯下

鹿角霜　柏子霜　熟地　鹿角膠各分　茯苓　菟絲子

補骨脂各兩

即用鹿角膠溶化加無灰酒和為丸

脾腎雙補丸

酒之為害大矣哉始而合歡继而隨量而飲是無傷也乃
癒酒之輩不醉不止至於傷脾又有醉後嗜色至於傷腎
豈非脾腎兩虧有壞身體甚至腹痛齒疼飲食嘔噁則百
病来矣此丸斟酌盡善能雙補脾腎故名之每服三四錢

党參二両 砂仁乚半 菟絲子两正 破故紙两半 吉梗乚半 車前子 山藥两半 肉果两
巴戟两半 山萸肉两半 五味一两 蓮肉两乚半
蜜丸

廣嗣葆真丸

大凡幼年血氣旺精力强者悉由先天充足故也乃久無嗣子之輩因少年身體不保斵喪多端或男子精寒或婦人宮冷腎虧氣虛腰疫腿痛頭暈目眩耳鳴步艱甚至陽痿便數急宜服此則固本保元添精益髓種子延年功非浅鮮每服四錢淡鹽湯送下

鹿角膠八兩 蓯蓉四兩 巴戟 胡芦巴 小茴 益智 破故紙 遠志

四楮子 柏子霜各四兩 懷牛膝 杜仲 茯苓 山萸肉 山药

五味子 熟地 白芍各斤 全蠍去毒 川山甲 沉香各三錢

濟生歸脾丸

脾屬於土居中央為五臟之領袖也乃有思慮過度怔忡健忘驚悸盜汗四肢無力發熱体倦喜睡等症皆因用藥失宜尅伐傷脾以致變生他症者最宜服此則歸補於脾而血脉通矣每服開水送下三錢

党參　黄芪　白朮　茯苓　棗仁各兩　當歸　龍眼肉

遠志各兩　木香　炙草各五

姜湯煮大棗肉丹　打爛為丸

金鎖固精丸

腎為藏精之舍精之足者腎自固故真元虧損者津液難禹致使遺精滑精盗汗虚煩腰痠耳鳴四肢無力一切虚勞之症頓作矣此丸能堅金閉鎖壯陽降火而淋自收固精靈效無以加矣每服三五錢空心淡塩湯下最忌房事勞役燒酒蘿菔等件

沙苑　芡實各二兩　龍骨　蓮鬚　牡蠣各兩　蓮子粉二兩

景岳左歸丸

景岳有曰凡虛熱往來營衛衰弱者由於腎虧脾虛故也世有神不守舍自汗盜汗精遺髓竭腰痠咳嗽耳聾口燥諸病畢至矣此丸能壯水培元而精血自充每服用開水送下三五錢如嗜好房事燒酒菸葉者無效慎之々々

鹿角膠炒 龜版膠各斤 炒成珠 杞子 兔絲子 山藥 懷牛膝 山萸肉各两 大熟地八两

即以熟地煮爛打和為丸

濟生二神丸

脾腎二经生氣之門皆行於下也乃虛寒之人大便溏瀉小便泄數相火升而飲食無味腰痛体瘦之症自生矣此丸治之能温脾煖腎而血脉流通矣每服二錢米飲湯下

補骨脂四两 肉果二两 大棗百枚 老姜八两

即以姜煮棗去姜取棗肉打和為丸

景岳右歸丸

命門之火乃真火也元陽不足者真火必衰少年斲喪多端每患此症或稟賦素虧脾胃虛寒面黃體瘦虛淋寒疝便溏泄瀉肢節痹痛眼見邪祟此氣血兩虧之症也此丸能益大以培右腎元陽而神氣自強矣其靈驗如此每服三錢鹽湯下

鹿角膠四兩 山藥 枸杞 兎絲子各四兩 肉桂 製附各二兩 熟地八兩 當歸三兩

蜜丸

化滯十香丸 一作十香丸

凡精力彌滿者寒暑不避亦不受今有元氣早虧百病易受或冒寒凝滯或中暑積結則氣不舒而一切狗疼腹痛諸痞頓起此丸治之而滯者化也每服三錢滾湯下之癩疝脹疼以溫酒下

木香 陳皮各半 小茴 澤瀉 香附 以上五味各兩 俱生曬研

荔枝核 炒黑 皂角 炒黑各兩 沉香 半 丁香 半 烏藥 兩

圓和丸

附子理中丸

脾土居中爲萬物之母也乃臟腑不調火不生土以致大便溏濕腹腰疼痛下食不化此下焦陽虛之症今以附子理其中則痰自化胃不反治胃寒嘔嘿之要藥也每服三錢姜湯送下

附子半 黨參 白朮 乾姜各兩 炙草一兩

蜜丸

歸芍六君丸

五臟六腑必籍血氣以養之自人脾胃虚弱者飲食無味氣滯腹痛嘔吐痰涎氣鬱困倦服此丸者能平補氣養血和中效甚神也每服三錢滚湯送下

六君子丸料加當歸二兩白芍二兩

水泛丸

補中益氣丸

脾者肺之本肺者氣之本也乃中氣不足者脾胃必虛而肺氣先绝則心身熱心煩頭痛懶言惡寒惡食或喘或渴陽虛自汗清陽下陷等症是丸以補肺固表為君補脾益氣瀉火為臣和血養陰為佐然後陽清升而陰濁降則諸氣通利也每服三四錢姜棗湯下倘陰虛上炎濕熱中伏者忌服

黃芪 炙草 黨參 [illegible] 白朮 各丹半 柴胡 三錢 升麻 三錢

當歸 丹 陳皮 半

姜棗湯泛丸

補虛感喜丸

此補虛之妙丸也凡元氣虛憊者男則精滑白濁尿如米泔婦則血海久冷帶淋夢泄等症每服三錢開水送下

茯苓 另用猪苓另煎汁拌晒研末

黄蠟 另溶化攪匀為丸

松石猪肚丸

凡男婦下元俱有虚弱或濕熱鬱结小便頻数甚至夢遺白濁赤白帶淋穢臭異常等症此丸服之則虚者實而弱者强矣每服开水送下三錢

苦参生晒二两　白术土炒三两　牡蠣煅四两　猪肚一具洗净蒸爛打和為丸

腎厥玉真丸

命门之大不可衰也衰則頭痛口渴甚如刀劈忽然昏憒下虛上寔是之謂腎厥之症此丸能達陰降逆大有神效服錢半為一次淡姜湯送下

硫黄二两　硝石半　煅石膏　製半夏各两

姜汁和丸

理疝蘆巴丸 景岳

凡小腸疝氣無論老壯幼小之人俱有之或陰囊腫脹奔豚偏墜堅硬如卵坐走作痛久而漸大皆腎氣不足之故能久服此丸則疝氣漸散空心服之或淡鹽湯或溫酒任下老壯服二十丸小兒服七丸

胡蘆巴斤 川楝子斤半 吳萸二斤半 巴戟 製川烏各斤半

小茴香斤

酒和丸

坎離既濟丸

坎為水屬腎離為火屬心是丸能治心腎之妙劑也凡有心腎不交虛火上炎口燥舌乾內熱煩躁咳嗽盜汗夢遺精泄淋濁等症皆男婦勞傷所致常服此丸則益精神和血脉心腎相交是謂坎離既濟也以淡鹽湯送下四錢

熟地兩　山藥　懷牛膝　九節菖蒲　茯苓　五味　茯神

巴戟　小茴　遠志各兩　枸杞　山萸各兩　杜仲二兩

蜜丸

河車大造丸

生化之原大造之功其惟天能成之能補之也今世人金水不足以致虛損勞神咳嗽潮熱怔忡健忘製是丸者服之可以培先天補後天鬚黑髮烏聰耳明目誠挽奪造化之功也每服四錢淡鹽湯送下

紫河車一具米泔水洗淨少加酒蒸爛入藥末搗　淮牛膝　天冬各兩半　杜仲兩半

龜版二兩　川柏兩半　麥冬兩半　熟地二兩半　五味七錢

先將方內熟地用茯苓二兩砂仁五錢合同黃酒煮熟地打爛並同餘藥搗和加蜜為丸

濟生腎氣丸

元陽虛則陽氣不和此脾腎兩虧是以不能行於水乃有腰重脚腫小便不利腹脹喘急及膨脹等症服是丸而滋陰益精效甚神也每服七八十丸米飲湯送下

熟地四兩　茯苓三兩　桂心一兩　附子一枚　懷牛膝　車前　山藥

山萸　丹皮　澤瀉各一兩

人蔘固本丸

天賦人以形，則根本自固，不特性之本善，即元氣亦常充滿也。乃有老人精寒，囊濕，隨時作癢，甚至皮破見血；少年先天不足，肌膚瘦黃；或有五勞七傷，諸虛百損，腰痛肢痠，耳作蟬鳴，皆由肺氣虛弱，相火時形，發熱咳嗽，咯血，肺痿者也。是丸尚治是症，試之甚神。空心龍眼湯送服三錢，滾湯亦可。

黨參 二兩　天冬　麥冬　熟地　生地 各四兩

蜜丸

滋補大力丸

脾胃為萬物之本，心血為一身之宰。凡五臟六腑之有虛勞者，皆可服此丸。如久服之，則脾胃健，飲食進，肌肉漸生，氣力自添，強壯無窮，勞苦不倦，則終身不生疾矣。故東垣先生有脾胃論。每用三錢，開水送服。

地鱉蟲廿個　蓯蓉二兩

鹿角膠　虎脛骨各二兩　龜版　茯苓　當歸各兩半　熟地　白朮

山藥　杞子　杜仲　白芍　兔絲子　牛蒡子　白蒺藜　自然銅各二兩

山萸　續斷　麥芽　地龍各八分　覆盆子　破故紙　巴戟

棗仁　香附子　肉桂　青鹽　沒藥　乳香　木鱉各半　夜砂[illegible]

牛蒡子一名大力子

甯神定志丸

晝而精神爽夜而夢寐安皆水火充足之人乃世人多有神不守舍腎不堅固夜不成寐晝則怠倦以致盜汗遺精作事健忘則心血已耗元神已傷矣是丸服之神為之甯志為之定每用三錢或元眼湯或燈心湯任服

覺參　茯神各兩　遠志　石菖蒲各兩

蜜丸辰砂為衣

蔘麦六味丸

肺爲金腎爲水此肺腎兩虧所以金水皆歉也至若津液枯乾口舌發燥咳嗽内熱係一切陰虧寒勞之症是丸尚治是症能益神補精服之無不應效每服三四錢或開水或淡盐湯任送

六味丸料加沙參 麦冬各二兩

柏子養心丸

心血養然後百病消今世人往々不顧身家或勞慾過度心血虧損甚至精神恍惚怪夢驚悸盜汗遺精常服此丸則養血滋陰神安志定而諸損補矣每服百丸早晚元眼湯燈心湯任送

熟地二兩 柏子仁二兩 懷牛膝 川斷 歸身二兩 棗仁二兩 茯神二兩

五味半 犀角半 甘草半 金箔為衣 辰砂半

健步虎潛丸

人身以補脾健骨為主乃精血不足者筋骨軟弱下部虛損步履艱難以致骨蒸勞熱四肢麻木等症久久服之則精神強健行步有力甚為靈驗切勿藉此而役房事也每服三錢開水送下最忌燒酒

熟地 知母各二兩 龜版 黃柏各四兩 陳皮 白芍一兩半 當歸

虎脛骨 鎖陽各一兩 懷牛膝三兩半

羊肉二斤酒煑打和為丸

硃砂安神丸 一名黄連安神丸

心主血而藏神經曰靜則神藏躁則消亡故以養心安神為第一法也乃世之人嗜好色慾必至精神昏亂寤寐不安驚悸健忘怪夢頻作心火熱盛等症服是丸以治之然後心竅清明神志倍益博聞強識絶少遺忘每服三錢臨睡燈心湯下

生地五錢 當歸 甘草各五分 硃砂 川連各五錢

蜜丸辰砂為衣

滋陰百補丸

朱丹溪論勞瘵主乎陰虛蓋自子至巳屬陽自午至亥屬陰々虛則熱在午後五心煩躁諸虛百損之症蜂起矣是丸以滋陰爲先然後百損補百病消是謂滋陰百補丸服之滋腎降火固精堅筋其驗靈矣每服三四錢淡鹽湯開水任送

熟地斤 遠志 五味 蓯蓉 茯神 菖蒲 杜仲 小茴

枸杞 山萸 巴戟各半 山藥 懷牛膝各斤半

扁鵲玉壺丸

扁鵲古之名醫也秦姓緩名家於盧國嘗遇長桑君得授醫術曰飲上池水三十日當大悟矣遂如其法後果洞見病人臟腑癥結醫不無效故名曰盧醫扁鵲道書有云金精滿鼎氣歸根玉液盈壺神入室所謂玉壺指人身言也遂製丸以傳世故曰扁鵲玉壺丸本草止治陰寒惡疾不言治臟今人用治命门大衰陽氣暴绝寒水臌脹大有神功有水火既濟之妙是丸難於製配本堂按古虔製不惜重資得異授法廣仁術也每用二錢開水送服

硫黄一分打碎研細麻油一分將硫黄末入油内微火溶化用粟條攪勻待溶盡入大水缸内撩去上面浮油得磺若干配麻油再製二次至第四次用棉花子油如上法再製第五次用肥皂莢同置水中同煮六時第六次再如前法第七次用鹽水淋炭灰煮六時第八次用水豆腐煮六時第九次用田字草打汁煮六時再將硫黄研細每磺一分加糯米一分打和為丸

石刻安腎丸

肺為氣主腎為氣本腎虛不能納氣歸元故水不安其位而妄行以致脚軟膝瘦夢遺精洩小便滑數之症此丸能安心神補血氣煖腎溫胃而志氣充引火歸原而百病消每服八十丸淡鹽湯送之

鹿茸片 肉桂 大茴 杜仲 川斛 蒼术 蓯蓉 家韭子 川楝子 兔絲子 柏子仁 山萸 附子 胡芦巴 遠志 巴戟 破故紙 川椒 茯神 赤石脂 姜製川烏各一兩 青鹽四兩 山藥打糊和丸

平補鎮心丸

和胃營衛乃養心第一法此丸清熱平肝凡心血不足者每感驚悸怔忡多夢不安神志守失常服之以鎮心腎定神志養氣血此謂平補鎮心丸米飲湯空心送服三錢久則見效

茯神 甘草 川連 犀角 珍珠各三錢 麥冬 硃砂 胆星各半 遠志 石菖蒲 棗仁各三錢 犀黃五分

陳酒為丸每丸重五分

千金補腎丸

內經云耳為腎竅腎乃精之本也凡腎氣足者聽斯聰矣茲有腎水虛乏肝木無以滋其生故有耳鳴耳聾之症此丸能添精益髓養氣平肝足以滋腎水降心火對症治之應如桴鼓每服三錢開水送下

党參 巴戟 當歸 細辛 附子 澤瀉 肉桂 菟絲子

黃耆 遠志 蛇床子 山萸 石斛 丹皮 蓯蓉 熟地

茯苓 白朮 炮薑 甘草各二兩 羊腎二个 菖蒲各半

即以羊腎打爛和蜜為丸

百合固金丸

肺与肝相為倚伏者也辛可補肝猶酸可補脾皆散结潤燥津液通氣也今肺不保而肝不平則血不能養欲難以滋陰而化痰故製此丸以行世願世人奉而服之則陰滋而痰化精固而百病可却也每服三錢空心滚湯送下

生地 熟地 元參 川貝 桔梗 生草 麥冬
白芍 當歸

良方安腎丸

凡相火上炎者腎必虛或齒痛浮動見冷愈疼非風非虫乃真氣虛敗火不歸原故也悉由房事過多天真愈耗常服此丸則精固而齒堅龍雷之火頓然熄矣空心淡鹽湯送下三錢

桂心 附子 桃仁各兩 破故紙 蓯蓉 川斛各一兩 沙苑子

白朮 巴戟 川萆薢各二兩 山藥 茯苓各兩

將石斛煎湯和蜜丸

琥珀多寐丸

凡腎虛者必有怔忡健忘寤寐不安心神恍惚之病皆心血不足腎氣虧損故也本堂處製此丸不惜重貲為治虛損症服之安心神補血氣而夜無驚寤矣每以燈心湯送服三錢

琥珀　遠志　羚羊角　甘草　人參　茯神

各等分為末豬心血和蜜打丸如芡實大金箔為衣

五子衍宗丸

此乃朱丹溪所製丸也重用枸杞兎絲以補腎用覆盆以滋精用五味以生血則腎水補氣陰元陽可永保矣又加車前者使小便開而精益固則腎氣自足取義衍宗正蕃育子嗣之意也每以淡鹽湯送服三錢

杞子十兩 車前子二兩 覆盆子四兩 兎絲子十兩 五味子兩半

蜜丸

茸桂百補丸

大凡元陽不足腎水虚寒者似難種子或勞傷過度以致命門火衰脾胃虚弱甚至腹痛便溏嘔噁反胃肢節痠痛虚淋寒疝噎膈夢遺眼見邪祟等症服此以補元滋腎種子延年此秘製之神方也每空心淡鹽湯送服四錢

補腎金剛丸

夫筋骨強健之人，具腎足精足而真元氣虧，今有腰膝沉重，四肢无力，皆由腎虛而精敗也。能服是丸，則腎不虛而筋骨健壯。每服三四錢，滾湯或鹽湯任送。

以萆薢　兔絲子　杜仲　蓯蓉各三两　猪腰子一对

即以猪腰酒蒸打爛，和蜜为丸。

奪天造化丸

凡男婦用心多思則勞多勞則傷乃男或勞傷則心痛神疲四肢倦怠行走氣喘遍身疼腫及精滑陽痿婦或勞傷則赤白帶下經水不調行經疼痛及産後惡露未淨二便不利並服此丸其效甚速有奪天造化之功也

川貝母　當歸　神麯　山查　針砂各兩半　木香一兩　五茄皮

生地　香附　丹皮　元胡索　紅花　麥麯　地骨皮　陈皮

木通　澤瀉　麥冬　烏葯　川芎　懷牛膝　赤芍

秦艽　青皮　枳壳各兩

茴香橘核丸

朱丹溪曰癩疝不痛不癢非斷房事解厚味不可然疝有四種腸癩卵癩水癩氣癩皆由寒濕而成其症雖見乎腎而其病實本乎肝此丸能行氣活血導熱去濕而肝自平而腎自煖誠散腫消堅之妙劑也每服三錢空心淡鹽湯下

橘核一兩 小茴一兩 川楝子一兩 川朴半 枳實半 延胡半 海藻一兩

海帶一兩 昆布一兩 桃仁一兩 木通半 木香半 肉桂半

酒和丸

斑龍二至百補丸

元充本固先天者也培植滋養後天者也乃有不足之先天虧損其後天則元為之虧精為之竭久而陽痿便數夢遺腰痠此弱症也是丸在冬至日配合重用仙獸一陽生也服之能固本保元生精養血童顏皃齒潤髮烏鬚而血脉充矣而元陽足矣多種嗣子效可立見每服四錢空心淡鹽湯送服

鹿角膠斤半 米炒成珠　製黄精八兩　杞子　熟地　菟絲子　金櫻子各四兩

麥冬　懷牛膝　天冬　楮實　桂圓肉各二斤

右十一味用河水煎三次加陳酒收乾為膏　和諸藥末

鹿角十两 五味二两 黨參五两 玄參 熟地 山萸 芡實

茯苓 知母 川柏 山藥各两

為末和入前膏作丸

健陽老奴丸

此起陽種子之神方易曰乾健不息即此意也凡腎水不足斷喪多端者服之能返本還元雖年耄耋亦能輕身壯力培元陽益臓腑其功甚大其效甚神屢試屢驗每服三四錢開水送下

熟地 蓯蓉各一兩 巴戟 淫羊藿 茯苓 归身 蛇床子 遠志

兔絲子 紫霄花各二兩 故脂 全蝎 山萸各一兩半 萆薢 木通 車前

韭子 畢澄茄 龍骨 牡蠣 桑螵蛸 蘭花各一兩 大蜘蛛七枚泥煨

胡桃肉四兩 沉香半兩 乾漆三兩 木香兩半 大茴 燈草灰各半兩 蜜丸

楊氏打老兒丸

烏鬚黑髮耳聰目明盛年時也乃當血氣漸衰之候腰疼脚重肢体倦怠一切諸虛百損之病旋作也能久服此丸固本培元補氣壯陽所謂童顏兒齒是其證也每服四錢開水送下

熟地　茯神　川斷各一兩　山藥　杞子　懷牛膝各一兩五　山萸

杜仲　遠志　蓯蓉　巴戟　楮實　桑　茯苓　小茴各一兩

菖蒲各

蜜丸

大補陰丸

易曰一陰一陽之為道陰与陽固不可戀伏也乃世人往往有陰虛之症或相火妄動真陰虧損以致虛熱勞傷咳嗽失血肺痿骨蒸盜汗呃逆耳鳴耳聾即腎虛大虧之症也服此以治之則腎水漸充矣每服三錢淡鹽湯送下虛呃者或人參湯或白术湯任服

熟地 龜版各六兩 川柏 知母各四兩

猪脊筋打和丸

益陰小安腎丸

凡男子下元冷者其腎氣必虛則疝氣偏墜寒濕交作泄瀉腸鳴眼目昏花婦女胞門受寒小腹疼痛俱服此丸以治之則應驗神矣每日臨睡時或淡鹽湯或溫酒任服三

川楝子　香附　川烏　各八兩　食鹽　四兩　以上四味用水四斤

全煮候乾去香附將川楝切片焙乾再加

熟地　四兩　小茴　八兩　川椒　八兩

酒煮糊為丸

大兔絲丸 局方 據蘭台去[illegible]

元陽足則筋力强健心神安定由先天稟受所致也乃或先天虛弱或斷傷多端以致五勞七傷諸虛百損則陽痿臂寒百体痠痛無怪其終身不能種子也本堂購求上品藥料虔誠秘製皆主人一片婆心不惜工本普濟世人久服此丸則廣種子嗣益壽延年效難盡述也 每用淡鹽湯送服四錢

兔絲子 鹿茸 酥炙去毛 澤瀉 石龍芮 去土淨水洗 肉桂 附子 炮用 石斛

熟地 茯苓 牛膝 山萸 杜仲 防風 蓯蓉 畢澄茄

補骨脂 巴戟 沉香 茴香 冬青 五味 川芎 桑螵蛸 覆盆 各等

酒煮麪糊為丸

濟生黑歸脾丸

今所謂黑歸脾者，丹加熟地，蜜丸以製之，亦治思慮過度，勞瘁或妄行，勞傷腸紅崩漏者，服此能補五臟，生精液，通血脉。常服最妙。每用開水送服四錢。

党參 白朮 黃芪 茯神 棗仁 龍眼肉各二兩 熟地四兩 歸身 遠志各一兩 木香 炙草各五錢

姜棗湯為丸

滋腎丸一名通關丸

李東垣名醫也發明醫學病源畢宣因世人有上盛下虛陰痿陰汗脉上衝而喘益急口不渴而小便秘故是作丸宜服之以滋腎則蒸熱退而腎關通矣如用開水送服之

肉桂一錢 川柏 知母各四錢

孔聖枕中丹

大凡勤政治者案牘勞形，攻詩書者思慮過度，心脾二經最為要緊，乃傷其心脾以致痰火亂其神明。本堂思此丸極緊要之藥，按古法製，虔誠修合，靈驗異常，所謂補腎鎮心、益聰利竅、强神增智、散鬱消痰者，試之甚神矣。久久服之，即歌詠達旦，豈不傷神，幸勿藉此以勞房事。每臨卧用龍湯煎服三錢

龍骨 十兩，入雞腹中煮一宿，研細　龜版 十兩　遠志　九節菖蒲 各十兩

蜜丸

青娥丸

元陽者人之本也本固則元足乃世人不察斲喪其精則腎虛腎虛則小便餘瀝諸病環集矣此丸最能養血滋陰去風除濕烏鬚潤髮返老還童其神妙不可枚舉每服三錢淡鹽湯送下

破故紙斤 胡桃肉三十枚打爛 杜仲一斤 大蒜頭薑汁炒斤

蜜丸

培元震靈丹 一名紫金丹

心神定則真元足世有心神恍惚頭目暈眩精遺疝墜或久痢久瀉咳嗽嘔吐自汗盜汗及中風癱瘓筋骨手足為之拘攣並婦人血氣不足宮冷不孕等症宜服是丸有奇驗矣空心每服一二錢男則酒送女則醋送並忌諸血 孕婦忌服

禹餘粮石　代赭石　紫石英各四兩　赤石脂　五靈脂各二兩　硃砂一兩

乳香　沒藥各二兩

將方內四石醋煅水飛　合餘藥水泛為丸

聚精丸

真元腎水皆一氣之所流行也凡元虛精竭則氣必陷漸而腎不固則精必滑精滑則夢遺便泄之症至矣此皆房勞太過所致也是丸尚治是症能久服之則聚精補元而腎自滋而效自見每空心淡鹽湯送服四錢

沙苑子八兩　線魚膠一斤

庄打和為丸加蜜亦可

七寶美髯丹

大凡筋骨強壯者三陰不待補而自補此血氣足故也今則無論男婦周身麻木遺精崩帶精冷宮寒以及癱瘓瘡毒等症服此以治之下焦有助而胃氣自強矣每用淡鹽湯送服四錢

製首烏一斤　破故紙八分　黑芝麻仝炒另研　兔絲　枸杞　茯苓

當歸　懷牛膝各八分

蜜丸

二至丸

凡人以精髓固其本以血養其神至于老人血氣虛弱腎氣虧損腰脊必不伸矣乃又有加痛而屈者宜服此丸則壯筋健骨補腎滋陰取冬夏二至以名亦陰生陽生之義也或淡鹽湯或溫酒任送每服七十丸空心用核桃肉細嚼服之價甚廉而功甚大最為便捷

冬青子 冬至日採 蜜酒拌蒸一夜粗蘇布袋擦去皮晒乾研末

旱蓮草 夏至日採 打汁熬膏

二味打和為丸

固真金液丹

少年純陽之体無有虧耗及嗜慾開而斵喪多則命门之火衰矣甚至沈寒錮冷腰腎久寒二便壅塞筋骨傷損陽氣暴绝陰毒傷寒又小兒慢驚俱可服此每服一錢滚湯送下

硫黄 十两 煅研蒸餅為丸

茯菟丸

心腎為水火之藏法天施地生之道心神傷則火動火動不已則腎水受傷而五藏六腑皆不得藏而時下矣故為遺精夢泄戴氏曰遺精或用心過度心不攝腎而失者或思色不遂致精失位而出者或色慾太過滑泄不禁者悉由腎水虧心火亢也以此治之健脾利濕澁精固氣誠上品也每服三錢空心淡鹽湯送下

茯苓　石蓮肉各二兩　五味子八錢　菟絲子一兩　山藥六錢

山藥打漿和丸

楊氏還少丹　真人還少丹

脾為調中腎為精舍乃一身之至要乃暮年之人精力短少血氣就衰壯年之人遺精白濁肌體憔悴發熱盜汗耳鳴目暗老則預服壯則即服能利竅和中烏鬚黑髮功效見矣每服五十丸空心淡鹽湯送下

熟地　山藥　山萸　杞子　杜仲　茯苓各二兩　遠志　五味

巴戟　懷牛膝　楮實　蓯蓉　小茴各一兩半　菖蒲　一兩

蜜丸

景岳書内無菖蒲茯苓有川斷菟絲子

葆真丸

男子固精婦人調经一定之理也故血温氣和者多子嗣爲今陰虚無子宫寒不孕又或消渴淋漓或心腎不足然服是丸則精必固经必调十二之经络必通三焦之積聚必開雖過年亦能育生顧名取義斯誠葆真之最妙也每晨四錢温酒淡盬湯任下

鹿角膠八分 菟絲子四 巴戟 胡盧巴 小茴 益智 破紙 遠志

柏子霜 川楝子各五 牛膝 杜仲 茯苓 山萸 山藥 五味 白芍

熟地各五 川山甲 沉香各三 全蠍五 蜜丸

水陸二仙丹

凡腎水不足者淫火薰蒸故精易離其位也是以隨時流濁即謂膏淋肝胆之火動爲男則為遺精白濁婦則為赤白帶下是丸益精濇陰熄火止脫功亦偉矣一生于水一生于山故曰水陸二仙空心用淡鹽湯或送服三錢

芡實　金櫻子膏　各一斤　打和丸

三才封髓丹

心腎二經不可傷也乃心火旺腎水虧則血不養而陰虛矣今製此丹能降心火益腎水滋陰養血潤且補矣取義三才者人參能建立中氣以伸參天兩地之權也每服五十丸用蓯蓉半兩酒浸一宿取出煎三四沸空心送下

人參一兩　天冬二兩　熟地二兩　黃柏三兩　砂仁一兩半　炙甘草七錢半

蓯蓉五錢打爛和麪粉為丸

局方黑錫丹

男婦一身陰陽以和為貴乃陽衰陰虛上盛下寒混淆極矣以致四肢厥冷不省人事或婦人宮寒赤白帶下以及小兒痘寒攻發太盛陽元欲脱或用人參湯或米飲湯送下百丸即可回生慎勿輕視

黑鉛 硫黄各二兩 製附兩 肉桂半 陽起石 胡蘆巴 小茴

補骨脂 肉果 木香 川楝子各兩 沉香半

陰和丸

宮方草靈丹

凡多役房事者腎水易虧此宮中所傳之方也此丹補元氣滋腎水養心血添精益髓返老還童誠仙草靈丹也每服空心或淡鹽湯或黄酒任服三錢

真人萃仙丹

大凡煉丹其精必固其元必足所以水火既濟也今腎水不足者元氣消耗精損液涸驚悸恍惚夜夢遺精腰痛腿痠諸虛百損種于甚難故真人賜此方以傳世如仙丹萃聚也每用淡鹽湯送服三錢

沙苑八兩 兎絲 山藥 牡蠣 芡實 棗仁各四兩 茯神 龍骨

蓮鬚各四兩 山萸 覆盆子各四兩

金櫻膏打和為丸

長春不老丹 一作長生不老丹

凡元陽不足者腎水必虧心血必涸此丸能添精髓壯筋骨潤肌膚則諸虛百損皆補矣所謂種子嗣益年壽屢試神驗是爲長春不老之丹空心每服三錢或淡鹽湯或好酒任送

製首烏三斤　人參兩　天冬　杞子　蓯蓉　牛膝　女貞子
巴戟　覆盆子　棗仁　麥冬　歸身　黑芝麻　扁豆　知母
建蓮　兎絲子各兩
蜜丸

首烏用青鹽三兩　黑豆一斤　赤白茯苓各半斤　煎湯加酒收入首烏內

荊公妙香散

荊公製此妙香散始而傳家繼而濟世此方是以見重于世大凡心腎不交驚悸健忘怪夢遺精悉由元陽虧損有以致此是能鎮心安神補氣益精調和經脈則百体受益而精神漸復矣每用溫酒冲服三錢

山藥　遠志各兩　麝香　辰砂各錢　甘草　茯神　人參

黃芪　茯苓各兩　木香二錢　桔梗五錢

胡氏洞天毓真膏

凡五勞七傷淋濁痞結以及元虛氣喘癱瘓等症將此膏烘熱貼于臍上或命門能通十二經血脉則固本益陽黑髮烏鬚返老還童貼七十天一换則身健體輕益壽延年

胡氏痧氣奪命丹 暑溼附

治痧脹腹痛霍乱轉筋厥冷脉伏神昏危急及受温暑瘴疫穢惡陰暗諸邪眩暈痞脹昏狂遺溺舌強不語或狂癎譫語並治小兒驚癎角弓反張牙關緊閉用丹少許吹鼻取嚏重者凉水調服一分一兒減半孕婦忌服

硃砂一兩飛　明雄黃飛　燈心炭各兩　人中白八錢漂煅　明礬　青黛飛各五錢　大梅片

麻黃去節各五錢　濂珠　牙皂　當門子　蓬砂各五錢　西黃五錢　杜蟾酥　火硝各兩

飛真金三百頁

以上十六味另研極細合研勻瓷瓶收藏勿洩氣

胡氏延壽膏

此膏藥性和平功效第一能使返老還童益血生精烏髭黑髮久服令人有子其功不可盡述誠延壽之聖品也

胡氏光明眼藥 眼藥附

凡肝火上升者眼赤難開怕日羞明迎風流淚久而眼邊赤爛翳障攀睛兼治火眼暴發將藥每日早晚點之無不應效用藥時忌酒葱蒜鷄魚羊肉等

胡氏彭祖益壽續嗣靈丹

此丹治一切男婦勞損諸疾男子常服助元陽壯筋骨添精補髓行走如飛女人常服能通二十四道血脉育子延年烏鬚黑髮返老還童功效之神難以盡述

婦科　兒科

丸散全集　商

胡慶餘堂丸散膏丹目錄

婦科門

七製香附丸
九製香附丸
婦科烏金丸
女科八珍丸
九氣心痛丸
烏鰂骨丸
栢子仁丸
毓麟丸
葱白丸

婦科濟陰丸
内補養營丸
治帶固下丸
艾附煖宮丸
毓麟保胎膏
人參回生至寶丹
滋陰至寶丹
婦寶勝金丹
女科白鳳丹

桃靈丸

胡氏玉液金丹

失笑散

千金吉祥丸

婦人之血熱則流通寒則凝滯凡經閉之症多由血積胞門以致寒凝子宮任脉不榮衝脉少藏瘀不能去新不能生故積年不孕也此丸能去瘀生新榮養衝任八脉調和煖宮溫血春夏之氣勃然而生誠宜男第一方也每用淡鹽湯送服四五錢

天麻 川芎 桂心 桃仁 丹皮 桃花瓣

柳絮 白朮 熟地 菟絲子 覆盆子 五味

茯苓 楮實子

蜜丸

調經種子丸

經常也婦人經水一月一行謂之信水常不失信無有盈虧方書以盈為熱虧則為寒其理近似然亦不盡然也乃經寒無子者脉遲腹痛喜熱畏寒行經反常子宮寒冷氣血兩虧故也此丸能調經養血安神種子久々服之其血氣漸回經脉自通矣空心每用淡塩湯送服三錢

熟地四兩　當歸　阿膠　赤芍各二兩　艾葉　杜仲　香附各四兩

川斷二兩　川芎　條芩各二兩

益母膏丸

千金止帶丸

婦人氣血虧損則有陰虛陽竭榮氣不升衝氣下陷滯於下焦故有帶下之症此丸補肝滋腎以治血虛清熱收脫以止帶下去瘀生新其理千金不易也空心每用滾湯送服四五錢

生地 霜 烏 椿根皮

種子濟陰丸　宮方種子丸

調經養血之法惟張仲景論之最詳今治療家不外仲景之法乃血氣不足者或趲前退後或淋漓下帶或經脈轉時少腹作痛或氣滯血凝及行時腹痛悉由藏府空虛以致寒不成孕此丸能順氣補血調經濟陰則子宮煖矣胎孕受矣取效甚速珍寶視之空心每用米飲湯送服三四錢

人參兩　毛鹿角二兩　附子二兩　虎骨膠二兩　紫河車一具　茯苓兩半　蓮肉二兩

故紙二兩　杞子二兩　五味七錢　龍骨二兩　熟地四兩　杜仲二兩　巴戟兩半　當歸二兩

沙苑二兩　楮實二兩　鎖陽兩半　巴戟二兩　菟絲四兩　肉桂五錢　牛膝兩半　白芍二兩　胡桃肉一斤

千金保孕丸

婦人之血無孕時則為經水有孕時則聚之以養胎積之而為乳若經水忽下其先必腰背痠痛是為漏胎以是丸治之則可免墮漏之患矣若氣血本虧時有頭昏目眩寒熱往來胸悶食少者亦兼治之是謂千金保孕每用開水送服三錢

杜仲八分　續斷八分　胡桃肉七分

山藥糊丸

補元調經丸

衝任為經脉之海若無損傷則血充經調精元常足矣乃勞動過甚心腎兩虧衝任之氣虛安能約制經血故元愈虛而經愈不調或經來漸少一二日而即止者或經來紫赤宮寒而難成孕者此丸安神補水則元自足益血養氣則經自調誠補元調經之妙劑也

八珍益母丸

内經云精不足者補其味凡婦人脾胃素弱中氣必虛者精不足也乃有少腹脹滿刺痛無時瘦不成孕皆由氣之血乾赤白帶下故精神倦怠經脉轉時乍痛乍止水不盡下宜久服此則新血漸生精氣漸足所謂通血脉調經水煖子宮之良藥也每服三錢蜜湯黄酒任送

四君　四物　加　益母膏　再加蜜為丸

調經養血丸　調經益母丸

調經之法在于補血如氣血虛損則有凝滯之病或經至愆期或帶下赤白其難於得子者皆因陰衰故也此丸能益血補氣月事調匀陰陽和而萬物生矣每用陳酒開水任送三錢

當歸　川芎　白芍　熟地　丹參　茯苓　川斷

杜仲　香附　於术

益母膏為丸

四物益母丸

朱丹溪曰經水者陰血也將行而痛者氣血滯行後而痛者氣血虛因氣而行成塊者氣血凝若錯經妄行則氣亂紫則氣熱黑則熱甚色淡則氣虛婦人經血之病不一而足是丸主以生血為君滋血為臣歛陰為佐通上下而行血中之氣為使也每服四錢陳酒送下凡產後一切惡血未盡者皆可服之

當歸 川芎 白芍 生地

益母膏和丸

當歸養血丸

婦人帶病皆由中土虧損帶脉不能收引以致十二經脉因而内陷也乃或前或後或赤或白經來腹痛子宮寒冷難以成孕當先補脾以養血而十二經之氣血庶可行而有益也每用開水送服三錢

當歸　白朮　香附各二两　生地分　茯苓　黄芪　白芍各二两

杜仲　阿膠二两　蘄艾一两

蜜丸

大顆益母丸

肝為風心為火婦人經水不調或因肺受風火之邪故有血閉不通之症以致血少內熱生寒為痺筋縱筋縮難以受孕此丸能令肝血足而風定心血足而火息則氣血旺而經水調育子延年捷如嚮應每用滚水送服一丸

婦寶寧坤丸

蕭慎齋曰按婦人有先病而後致經不調者有因經不調而後諸病旋作者如因病而後經不調先當治病若因經不調而後病先當調經俱宜審證今製此丸照引化服立可見效如用引一味与三四味者共用六分水一茶鍾煎至六七分外加童便二三分將此化開隔水燉熱服之切忌大葷氣惱生冷等件引列於后

一血衰血敗經水不調全當歸生地黄湯下

一經水不調桃仁紅花歸尾湯下

一大便下血川黄連生地黄湯下
一大便結閉艱難廣陳皮湯下
一久痢脱肛肉菓訶子肉湯下
一小便不利木通燈心湯下
一氣血俱虚麥門冬白歸身湯下
一徧身虚腫赤小豆打碎煎湯下
一徧身脹痛米飲湯下
一徧乳腫痛蒲公英金銀花湯下
一嗽喘白杏仁敲碎失桑皮湯下

一咳嗽款冬花川貝母去心研碎煎湯下

一赤白痢連翹去心煎湯下

一赤白帶下蘄艾黑驢皮煎湯下

一求孕白歸身白芍酒炒煎湯下

一行經時身腰疼痛防風羌活湯下

一氣喘咳嗽口吐酸水徧身虛腫兩脇疼痛動止無力

黄酒送下

一眼昏血暈口渴煩躁狂言亂語不省人事二便不通

或童便或薄荷湯下

一不思飲食身體羸瘦手足厥冷骨節疼痛用開水送下
一氣喘急蘇子湯下　嘔吐淡姜湯下
一兩脇痛艾葉湯下　氣疼木香湯下
一泄瀉米飲湯送下　黄糙燈心木通湯下
一胎前臍腹刺痛胎動不安下血糯米湯化服
一胎前一切諸病陳酒童便任服
一胎動下血不止黑驢皮膠煎湯服
一臨産數日前服三四丸以免産後諸疾酒化服
一横逆難産葵子湯下包衣不下童便化服

一橫生或子死腹中炒鹽湯化服

一産後惡血未盡臍腹刺痛或童便陳酒任服

一産後飲食不進炒黑山楂炒麥芽湯化服

一産後大便閉結郁李仁肉打碎煎湯服

一産後調理去瘀生新木香歸身香附湯服

一産後血暈不省人事當歸湯加童便服

一産後中風牙關緊閉半身不遂失音不語陳酒加童便服

一産後惡血上沖血塊腹痛或發寒熱薄荷蘇葉湯加童便服如自汗不止忌用薄荷蘇葉

一產後血崩或用糯米湯或黑荊芥蒲黃湯任服

益母草四兩　人參　牛膝各二兩　白朮　茯苓　熟地

生地　白芍　當歸　川芎　條子芩　香附

橘紅各一兩　甘草　砂仁各五錢　阿膠　琥珀　木香各五錢

沉香五分　紫蘇五錢

蜜丸每丸重二錢半

四製香附丸

方氏曰婦人經病有月候不調者有月候不通者又不調不通中有兼疼痛者有兼發熱者若人稟素弱赤白帶下屬於肺則白屬於心則赤今氣血凝滯小腹疼痛則積痞而成氣塊血塊胸膈阻塞嘔吐噁心肢脇疼痛是丸能調經水扶元氣止咳化痰可以種子可以安胎百益補而百損除功難盡述矣每服三四錢春夏用開水服秋冬用煖酒服

香附一斤分四 一用酒製 一用童便製 一用鹽製 一用米泔浸三宿打碎曬乾

熟地 白芍 當歸 川芎各錢 白朮 陳皮
澤蘭各三錢 川柏 甘草各錢
蜜丸益母膏為和

速產兔腦丸

婦人臨產之時最為危險或痛甚不下或痛久不下或痛二三日五六日不下或橫生倒生或盤腸生皆為難產以致產婦精神已竭命在旦夕者速將此丸用參湯送服否則米飲湯不可嚼碎極有靈驗此方謂仙人傳授催生神妙惟此為最非虛語也

活兔腦一只　要臘月初八日辰時活劈者佳擇淨室中為制

母丁香六只　乳香六分　當門子六厘

右為末將兔腦打爛和丸勻作六丸

七製香附丸

此婦人常用之要葯也凡有經期未嫁之女偏房失寵之妾寡居之婦菴院之尼欲動而不能遂憤悶而不得伸多有經水不調崩漏帶下以及癥瘕積聚血塊腹痛含羞隱忍不欲人知久之致成癆瘵此丸却病延年並能種子嗣或胎前產後諸病均可療治誠無窮之神效也早晚空心時每服二錢黃酒開水任送之

第一用生地陳皮各兩　紅花艾葉各兩　香附兩　姜汁合製

第二用肉桂兩　炮姜艾葉各兩　香附兩　童便合製

第三用當歸 香附各二兩 熟地三兩 烏梅廿个 艾葉一兩 童便合製

第四用白芍二兩 蒼朮 艾葉各一兩 香附 童便各二兩 合製

第五用柴胡 川芎各一兩半 艾葉一兩 香附二兩 醋酒合製

第六用骨皮 香附各二兩 山棱一兩半 艾葉一兩 鹽水合製

第七用丹皮 靈脂 元胡 香附各二兩 艾葉一兩 韭菜汁合製

右七製之後曬乾 共為細末 蜜和丸

婦科濟陰丸

婦人經水一月一至是其常也乃有失其常者寒熱積聚經久不來腹中若有塊或聚或散遂成癥瘕此丸能去瘀生新破癥除瘕氣血行而經候調是濟陰之妙劑也凡一切風氣之症亦可掃除早晚每用米飲湯送服七十丸

九製香附丸

肝欝之病婦人最多以致諸氣皆滯不能平甚至胸痞脇痛小腹結塊寒熱往來久而癥瘕積聚錯經閉經崩漏帶下胎前小產產後惡血亢害之症旋至矣此丸能順欝氣煖逆氣調諸氣逐瘀生新而氣得其平自無亢害之患也

早晚每用開水服二三錢

金華香附五斤均三分　一用酒醋鹽童便浸一用小茴香五味子丹參各一兩煎湯浸一用姜礬湯浸　以上浸法春浸三日夏浸一日秋浸三日冬浸七日浸畢炒乾再用無灰酒炒乾為末蜜和丸

內補養榮丸

凡婦人血海虛敗多因七情所感或頭目昏眩面色痿黄或經水不調赤白帶下或紫或淡子宫寒冷不能受胎以及胎前產後諸虛之症俱宜服此每用桂圓湯或滚湯送服三四錢

婦科烏金丸

婦人憂思鬱結悉由隱情曲意而來心氣不得舒脾氣不得化以致面黄肌瘦手痠足軟精神疲倦鬓髮黄落心胸煩躁口苦舌乾經水不調孕育不成崩漏赤白少腹脹痛遂成癥瘕久而不治恐成風消症息奔症急服此丸則鬱者舒滯者化氣血行而經脉和每服一二丸視病輕重加減醋艾湯溫酒開水任服如産前産後有敗血不止惡血上攻以及心腹刺痛等症俱可服甚效

製香附 十二两 童便一盃乾漆五錢仝炒去乾漆用

延胡索

蓬术　五靈脂　桃仁　當歸各两　大黃两　木香　乳香
沒藥　官桂各半　秦艽　益母草各两
右爲末用黑豆一升淘淨蒸煮熟去豆存汁　紅花两　酒五碗
煎汁去滓　蘇木三两　水煎去滓　將三物熬膏代蜜和丸
一方無大黃秦艽益母草有烏藥

治帶固下丸　即于和椿根皮丸

帶下之病多傷于風寒溼熱入于胞中々于經脉流入臟腑以致陰虛陽竭滯于下焦其狀如涕相連而下故曰帶是丸能斂陰氣收下濁散寒熱固精保元煖宮種子功效甚大每用米飲湯送服四錢久々服之非惟百病消却且年壽永矣

白芍　良姜　黃柏　椿根皮

女科八珍丸

婦人以血為主有積而始發應月而一下此天癸之總根也乃氣血兩虧無經可行即月滿而行其來必少觀其面黃肌瘦精神倦怠則陰虛可知血海之枯良于如此宜服此丸是治婦人處女經閉之良藥也每用滚湯送服三四錢

党參　茯苓　白术　甘草　熟地　白芍

當歸　川芎

麥冬

艾附煖宮丸

婦人勞瘵十有二三衝為血海若氣血不和瘵血內積以致經候失期行經腹痛胸膈脹悶潮熱骨蒸上而盜汗下而帶下宮寒不孕即孕而難生此血乾氣滯所致此丸能通氣補血溫煖子宮早晚每服三錢溫酒米飲湯任送

四物湯料 加 艾葉　香附　知母　川柏

九氣心痛丸

金匱論治九種心痛皆由胃脘受積食風熱冷悸虫飲痰等疾流注心胸疼痛鬱久而作熱蒸急宜服此則痰血盡除而上下之氣無不通矣無論男婦皆有此症每用黃酒送服二錢其效如神臨痛時不可飲食々必復痛

人參　甘姜　吴茱萸　巴豆霜　狼毒 各兩

附子 三兩

右為末蜜和丸

毓麟保胎膏

婦人之血無孕時行經受娠則聚以養胎既生則上輸之為乳汁若有胎時下血名曰漏胎血盡則胎不能保矣此中滑胎漏胎或因風熱動血々虛動胎因怒動火種々脾虛下陷不能摂血歸經故也今於受胎兩月時用此膏貼于臍下一寸丹田穴半月一換貼至八個月而止則胎可保而麟可毓矣其靈效有如此者

烏鰂骨丸　内經據醫通

婦人血枯經閉與男子陽痿精損其病同也今月經衰少面黄形瘦赤白帶下久不治之漸成勞瘵素問曰生血補中治少陰之要葯也空心每服二钱以鰒魚汁飲送以飯壓之則上下交通而中土自和矣

烏鰂骨四两　藘茹一两 即茜草

用雀卵打和丸

人參回生丹

人蔘回生至寶丹

何集齋曰此丹誠保産之仙方也婦人胎産身命垂危呼吸之間死生難卜關係不綦大哉今得此方而普救之即難産不下子死腹中者無不立下母命保全真所謂萬病回春斡旋生理萬試萬應頃刻奏效也本堂齋戒虔誠按法脩製未敢懈心治療家宜奉為至寶爲引湯單附后

一産母染熱致使子死腹中用車前子一錢煎湯送服一丸或二丸甚至三丸無不下者若下血太早以致子死用台党三錢有力家用人參更炒和車前子等煎服或用

陳酒和車前子服立下
一胎衣不下用炒鹽少許泡湯服一丸或二三丸立下
一産下血暈用薄荷湯送服一丸即愈
以上乃臨産緊要關頭一時即有名醫措手不及此
丹起死回生必須豫備
一産後三日血氣未定還走五藏奔入肝經血暈起止
不得眼目昏花以滚水送服即愈
一産後七日氣血未定因食物与血結聚胸中口渴心
煩以滚水服即愈

一產後敗血走注五藏轉滿四肢停留化為浮腫渴而四肢覺冷乃血腫非虛腫也服此即愈

一產後敗血熱極中心煩躁言語癲狂如見鬼神非風邪也滚水送服即愈

一產後敗血流入心孔失音不語用甘菊花三钱桔梗多分煎送服即愈

一產後未滿月誤食酸寒堅硬等物与物相搏流入大腸不得尅化泄痢膿血山楂煎湯服

一產時百節開張血入經絡停留日久虛脹酸痛非濕

症也用蘇梗三分煎湯送服即愈

一產後未滿月飲食不得應時兼致怒氣餘血流入小腸閉塞水道小便澁結溺血如鷄肝者用木通四分煎湯送服或流入大腸閉塞肛門大便澁結有瘀成塊如鷄肝者用廣皮三分煎湯送服

一產後惡露未盡飲食寒熱不調以致崩漏形如肝色潮熱往來臂膊拘急用白术三分廣皮二分煎湯送服

一產後敗血入藏府並走肌膚四肢面黃口乾鼻中流血徧身斑點危症也陳酒化服即愈

一産後小便澁大便閉乍寒乍熱如碎如癡滚水送服

以上各條皆産後敗血為害也此丹最有奇功大凡産後一切異症醫所未及論人所未必經本堂擣備此丹以救危症服此無不立安一丸未應二丸必效凡經水不通行經腹痛以及處女閉經等症其效捷如應響

黑大豆三升　水浸取殼以絹袋盛好晒乾將豆煮汁然後去豆存汁聽用

散紅花一斤　炒黄色入好酒四碗煎滚去渣存汁聽用

方苏木一斤　用酒水四五碗煎至三碗去渣存汁聽用

生大黄一斤　生晒脆研细末

真米醋九斤

右將大黃末一斤入鍋內下米醋三斤文武火熬以木筋不住手攪成膏再加米醋二斤熬〻待傾再加三斤次第加畢後將前豆汁加下次第增入紅花蘇木二汁熬成膏用磁器盛〻鍋底焦枯大黃鏟起晒乾入後藥內

合磨

人參兩 沒藥半 乳香半 蒲黃 益母草各一兩 茯苓 桃仁

香附 延胡 川芎 當歸 熟地 茅术各兩 山稜

甘草 地榆 會仁 灵脂 馬鞭艸 白芍 牛膝

羌活 萸肉各半 烏藥一兩半 秋葵 青皮 於术

木瓜各半 木香 良姜各半

右藥連前黑豆殼大黄膏共晒脆為末入前膏和匀再加蜜一斤打千杵為丸每丸二錢七分重須放淨室中念餘日陰乾切不可日晒火烘候乾正重二錢再用蠟殼封固臨用時剖開

柏子仁丸

女科柏子仁丸

女子善懷每多憂慮憂慮過則心傷心傷則血少血少則肝無所藏故經行復止神衰面黃經有日月事不來者胞脉閉也則潮熱往來衝任之脉漸枯此丸安神養心肝腎補而衝任受益則血脉活而經水通矣空心每用米飲湯送服四錢

熟地 牛膝 川斷 澤蘭 卷柏 柏子仁

蜜丸

滋陰至寶丹

凡婦女脾胃弱氣血虛者其体必羸瘦經必不調多由五勞七傷百損所以互見也必先滋陰為至寶服此丸則潮熱退骨蒸除經調血滋心定安神脾胃無不健矣每用開水送服三錢

毓麟丸

人為萬物之靈得天地之正氣以生者也男女相媾在於陰陽和陰陽相和而真精之氣滴于丹鼎之上故受孕以生悟真篇云生身受氣於初正謂此也今觀毓麟葯品能填精補髓妙合陰陽功難盡述無論求子求壽應驗如神

每服四五錢陳酒塩湯任送

木棉子 二兩　大熟地 十二兩　枸杞子 八兩　線魚鰾 六兩　沙苑蒺藜 六兩　杜仲 三兩半

補骨脂 兩炒　柏子仁 三兩半　當歸 三兩半　牛膝 三兩半　楮實子　五味子 各兩炒

茯苓 兩　川萆薢　麦冬 各兩　羊内外腎 四件　煮爛加蜜打丸

婦寶勝金丹

南方風氣柔弱故婦人血氣虧損經脉不調固其常也今行經腹痛或前或後或多或少或色淡如米泔或色紫如降豆或經後淋漓或累月不行或胎前產後嘔惡沖逆或蹠疼陣腰痠下墜或崩滿帶下或產後惡露不行肚疼發熱婦人一切血虧之症俱可服此丸則能固正養元經調猖煖成胎有子可立待矣每服三四錢黃酒滚水任送

生地　當歸各三兩　白芍　阿膠　川柏　知母　艾葉各兩

川芎二兩半　香附　兩

葱白丸

凡人氣血周流無滯婦人經水亦猶是也乃婦人忽受風寒鬱結于中以致經閉不通凝結腹痛當必先去病然後可以滋血調經是丸祛病以行氣解鬱以滋血誠調經之法也每用開水送服三錢

熟地四錢 白芍 當歸 川楝子 茯苓各五錢 川芎 枳殼
川朴 青皮 神麯 麥芽各五錢半 三棱 蓬朮炙五錢 乾姜
大茴香 木香各半 肉桂半
葱白汁為丸

一方僅有人參三錢 阿膠五錢半 當歸五錢 川朴五錢 川芎二錢
葱白五錢 打和丸

女科白鳳丹

婦人內傷七情其神必困虛勞成疾藏府損傷經水不調崩滿帶下所由來也甚至勞熱骨蒸痛經血塊月事阻矣子宮寒矣欲種麟兒其可得乎此丹能滋陰養血皆壯水以制陽光誠女科之聖藥也早晚空心每用淡鹽湯送服三四錢

人參　牛膝　秦艽　生地　鱉甲　白朮　當歸

丹皮　沙參　丹參　熟地　川芎　銀柴胡　地骨皮

青蒿各兩　黃芪　川貝　麥冬　川連　艾炭各兩　川斷兩

茯苓六兩　烏骨雞一只

桃灵丸

月水流通經脉調和血氣充而陰自滋也若瘀血凝積癥瘕成塊或頭昏目盲風邪所感或暴血上衝骨節疼痛或心腹冷氣邪風内入皆氣血兩虧所致也此丸能平肝大以散肝邪則腸風消而血脉通利矣每用姜湯送服二十五丸

桃仁　五靈脂

失笑散

此手足厥陰藥也婦人産後惡露不行或上衝包絡下阻腹中或血入胞衣之中脹大不能下皆瘀血妄行以致心悶脹痛喘急有傷産母之心此二味之藥性滑以行血氣臊以散血皆能入厥陰而活血止痛其效甚神矣

生蒲黄　五靈脂

胡氏玉液金丹

婦人種子衍宗最為緊要當懷孕時宜慎重也一遇難產尤宜兢々為本堂開創新基凡婦科所備諸方俱為切要今增此丹本為難產而設嘗自秘製施送未廣我主人濟世苦心不敢秘藏用是公諸同好以售於世俾人々廣種麟兒共登仁壽此丹奇效屢著治人不少所云修合之法必先選擇藥料共磨細末供於淨室虔禮斗懺三永日大悲懺三永日告圓之日用蜜五斤并酒化阿膠与所磨藥料共入石臼中和匀搗六千杵為丸每丸二錢硃砂為衣

白蠟為殼遇有難產隨引化服靈驗異常然以藥救人誠灵矣而其所以愈加灵驗者全仗蠟之功也幸勿尋常視之引湯単列后

一初孕疑似之間腹脹嘔吐用蔻仁三分煎湯下

一跌撲損胎用白朮五分當歸一錢煎湯下

一胎動不安艾絨五分子芩一錢煎湯下

一感冒瘧疾蘇梗四分荊芥五分煎湯下

一咳嗽杏仁一錢二分桑白皮五分煎湯下

一小便不通用冬葵子八分煎湯下

一發熱用大黄一錢五[illegible]

一頭眩用炒銀花一錢五分煎湯下

一頭暈用[illegible]八分煎湯下

一六[illegible]中[illegible]昏身狂用赤茯苓八分燈心[illegible]煎湯下

一子冒危于子懸血熱太盛胎氣上沖于心胸心煩面赤牙關緊閉氣絕欲死用麦冬一錢羚羊角五分煎湯下

一娠婦常有欬嗽胎熱沖動肺金是謂子嗆用桑白皮五分煎湯下

一娠婦心煩悶亂有說不出難過是謂子煩用淡竹葉
七片煎湯下
一娠婦常有面目腿足腫脹是子腫也用五茄皮一錢
赤茯苓一錢煎湯下
一娠婦脊熱小便淋漓下煩悶亂是子淋也用車前子
一撮煎湯下
一漏胎用熟生地二錢煎湯下
一尿血用糯米煎湯下
一半產困乏益母草六錢煎湯下

一臨產交骨不開用龜腹散三钱煎湯下

一横逆難產數日不下及胎死腹中用川芎一钱當歸二钱煎湯下

一胞衣不下用牛膝二钱檀香一钱煎湯下

一惡露不行用五灵脂五分桃仁五分蒲黄五分煎湯下

一產後喘或藕汁半盃或姜汁三匙當審症用之

一虛脱用人參五分煎湯下

一胎前產後痢用米仁三錢煎湯下

一產後腫脹用茯苓皮一錢五分當歸一錢煎湯送服

一褥勞用宮燕三錢煎湯下

一倒經吐血用藕汁送下

一崩漏用淡白燕三錢煎湯下

一經期或前或後不足以致艱于受孕每逢天癸到時服三丸能調經受孕用開水下

一胎前產後患症不一及不徧載俱用開水送服無不立效

此丹虔誠修合神效無比　誠起死回生之奇品也服者幸勿輕視

人參一兩 炙黃耆 生地 當歸 炙黃芩 枳殼 續斷
川朴各一兩五 大腹皮 於术 川羌活 西琥珀 血餘
廣木香 山查肉各八錢 阿膠 杜仲 製香附各一兩八
蓮肉 茯苓 益母草各八錢 白芍 橘紅 真沉香各五
紫蘇 麥門冬各一兩半 菟絲子 甘草各一兩五 川貝母 潼蒺
藜各一兩五 川芎一兩五 丹參一兩五 淮山藥一兩五 川斷 蘄
艾各一兩八 縮砂仁一兩五

右藥各研淨末，礼曬三天，吉圓日用煉蜜八十兩，并法化阿膠勻搗六千
杵為丸，每丸重二錢，辰砂為衣，外加蠟殼

胡慶餘堂丸散膏丹全集

兒科目録

神香蘇合丸
使君子丸
鸕鷀涎丸
七珍丸
沉金丸

牛黃鎮驚錠
小兒肥瘡葯
金蟾丸
一厘丹
鷄肝散

兒科

牛黄抱龍丸

小兒驚風有急慢之分急驚屬寔熱宜用清凉藥治之慢驚屬虛熱（寒）宜用温補藥治之一熱一寒有霄壤之隔冰炭之分此丸治急驚風投之以化其痰遲則危矣當搐搦大作但可扶持不可把捉恐風痰流入經絡以致手足拘攣也此丸去風化痰鎮心益精神效非常每服一丸薄荷湯灯心湯任下徧查諸名家急慢分為兩症論之頗詳此丸投之慢驚風則誤矣療治家宜細思之

防風 附片 琥珀各五分 麝香五分 膽星 竺黃 枳殼

天麻 川貝各三錢 沉香八分 硃砂三錢 全蝎四十只 殭蚕八條

菖蒲三錢 犀牛黃三分 鈎藤五錢煎汁去渣 木香四錢 金箔五十張為衣

珍珠 雄黃各五錢

即以鈎藤汁加蜜為丸，每丸重七分，硃砂金箔為衣

小兒滚痰丸

小兒感冒風寒以致氣喘痰壅潮熱煩躁大便閉結咳嗽面赤變成驚風之症此丸順氣化痰散風退熱效驗無比

每服一丸空心薄荷湯滚湯任化服

大黄 黄芩各八兩 沉香 [illegible] 百藥煎各半 青礞石 兩

水泛丸每丸重一錢 硃砂為衣

琥珀抱龍丸

急驚之症驟然者也身熱面赤口鼻中氣搐搦即發牙関即閉痰涎即壅小便短赤神識不清此係寔熱之症投以清凉則痰可化小兒急驚風身命最危险非急以治之難以挽回今製此丸以救急則去風化痰神應甚速每用灯心湯化服一丸

人参二钱 竺黄一钱 山药二钱 胆星五钱 茯苓二钱 枳殼五钱 辰砂二钱
甘草二钱 琥珀五钱 金箔廿張
蜜丸金箔為衣

育嬰化痰丸

吳鶴皋曰治痰先理氣老幼皆然乃小兒時作咳嗽外感風寒痰涎壅塞鼻涕頭痛無乎不有此丸以行氣為君除痰為臣消食為使然後氣行火降而痰化矣每用滚水送服一丸

大黄 升　沉香 半　黄芩 分　青礞石 丑　焰硝 半

硃砂為衣

硃黄琥珀丸　一名珍珠抱龍丸

幼兒驟然牙関不開痰嗽上壅氣喘甚急想其身體必定必熱其症必是急驚風否則胎癇臍風之症宜服此丸用金銀花湯送下並治男婦風痰癲癇諸症宜用薄荷湯化服

天竺黄　陳胆星　月石　枳殼　硃砂各兩

琥珀半　珍珠半　腦黄　沉香各半　麝香半卜

神麯和丸硃砂為衣每丸潮重五分

消疳肥兒丸

小兒在一二歲時一不如意啼哭即至父母一聞啼號無論生冷甘甜油麩色糖等物以塞其口以致無物即啼一日間多為予之則見飯呆口漸至面色黃瘦青筋綻露或腹大或泄瀉種々疳積皆父母溺愛為之也無怪百病俱作矣或母乳不足食物雜亂至于如此亦未可知此丸能健脾養胃去積消虫清熱止瀉百体肥矣早晚用米飲湯送服一丸

焦术 米仁各二兩 澤瀉 陳皮 君子 廣藿各二錢 川連
吉梗各一兩 淮藥 山查 麦芽 茯苓 [illegible]各半 [illegible]

異方驪珠丸

此治小兒急驚風之藥也本堂開創新基徧採異人傳授之方各州縣咸傳已久而本城罕見今備此以拯救亦可補救急之缺焉凡小兒驟發抽搐身熱感邪痰延塞滯牙關緊閉口不啼聲命危旦夕者急服此以驅邪用薄荷湯送服一丸重則酌加虛弱者減半所謂一點驪珠而可保者即此丸也

九味蘆薈丸

小兒肝經有熱則必先受痾積以致腹內生虫驚癎發熱生瘡結核瘰癧癬瘡小便如泔飲食不忌皆虫為之也此丸為消痾殺虫則積滯化而熱退矣每用開水送服一錢忌生冷油煎等件

蘆薈　胡黃連　黃連　木香　蕪荑炒　青皮各兩　麝香二錢

白雷丸　鶴虱草各兩

右為末蒸餅糊丸如麻子大

百益鎮驚丸

慢驚之症多由小兒稟賦本虛易受風寒因而飲食積滯誤用涼藥戕伐脾胃或久瘧久痢或痘後痧後驚癇搐搦痰鳴氣促神倦睛露危險之狀種難盡述倘誤進涼劑不可救矣此丸能開寒痰寬胸膈定心神鎮驚邪補益元氣功效百倍矣每用淡姜湯送服一丸

太乙保元丹 一名梅花丸 又名混元丹

小兒急驚之症其初發也驟然隨時變換不一時而命危險矣急宜投牛黃抱龍丸然後其命可保然其驚尚未淨也理宜延良醫調治之倘漸々復元外風宜避寒煖宜調飲食宜少一或不慎則身又熱痰又壅搐搦又發勢必至角弓反張舌強口噤向急驚之症變成慢驚矣世人遂以急慢驚風併為一症夫急變為慢則必清涼與溫補合為一劑清涼去驚溫補保元而醫士不悟也　太乙真人于是擬一保元之方以救之急驚與慢驚併一清涼與溫

合治○

浩然後其元可保也故名太乙保元丹每用一丸○滚水化服

五福化毒丸

襁褓未脫之兒以及三四歲幼兒頭面口舌咽喉牙頸熱毒瘡癤甚至延遍身此胎毒也驚惕煩躁夜臥不安每用一丸滾水薄荷湯化下若痘瘄諸毒上攻痄瘡時形者以生地黃湯化服再用雞毛敷患處甚效立愈

元參　生地　麥冬　天冬　熟地各二兩　甘草

朴硝各二兩　青黛兩半

右為末蜜丸每重一錢

神效保命丹　至聖保命丹

小兒暑風喋風急驚虛寒痰迷吐瀉口瘡久瘧驚癇客忤天吊驚哭陰腫壯熱皆父母任兒冷煖以致諸病旋作此丸能散風痰化瘰癧核殺風虫瘡蝕鱗體無不應效每用薄荷湯化服一丸

全蝎十四只　麝香一分　殭蠶　防風各一錢　天麻　硃砂

蟬衣　膽南星　白附子各五

米糊丸金箔為衣

犀角解毒丸

凡小兒痘瘡稠密中毒煩悶胎熱病熱驚熱驚癇中忤中惡蠼螋尿瘡瘰疽毒瘡或吐血不止或下痢鮮紅或山嵐障氣等症服此無不靈驗北戶錄云凡中毒箭以犀角刺瘡中立愈昔溫嶠過武昌牛渚山下多怪物燃犀角照之而水族見形可見犀之精靈辟邪不惑于此可見矣月內小兒每服用半丸月外兒至五六歲者用一丸灯心湯化服忌油煎炒麦等件

犀角　連翹　赤芍　荊芥　桔梗　川連　丹皮　土貝两

葛根各两　銀花　元參　生地　麦冬各两　甘草半　蜜丸

胡氏小兒萬病回春丹

小兒一二歲時有痛痒即啼有病亦則啼為父母者不察也凡遇異症輒可觀形難以診脉醫士每以針灸為良而不知遇此異症即針灸無益也今無論一切萬病服此無不立安病深倍服我　主人救世苦心斟酌丹方盡善盡美所謂萬象回春者即此丹也歷年來每自秘製施送友姻今既設堂開張遂以此丹廣售以公同好如遇急驚慢驚發搐瘈瘲內外天弔傷寒邪熱斑疹煩躁痰喘氣急五痫痰厥大便不通小便溺血俱用鈎藤薄荷湯任送如昏夜

無買藥之處用開水化服或乳汁化服亦可服後即可飲乳或此丹化開搽乳頭令兒吮去亦可凡一二歲每服二粒三四歲三粒至十來歲服五粒單再列后

一哮喘桔梗湯下另用煖臍膏貼肺俞穴

一絞腸痧痛涼水下傷風欬嗽甘草桔梗湯下

一寒吐惡食吐少生姜湯下

一熱吐能食吐多石羔湯下

一食積吐酸臭山查麦芽湯下腹痛開水下

一夜啼吐乳用乳汁化開搽乳頭令其吮去

一新久瘧疾寒熱往来臨夜發熱用河井水各半煎紫
胡黃芩送服

一赤痢山楂地榆湯下　白痢陳皮山楂湯下

一水瀉茯苓山楂湯下　霍亂吐瀉陰陽水下

以上等症用丹一粒搯碎放于臍中將煖臍膏蓋之
倘後隔一二時未痊照引再服

一撮口臍風視其牙根上腭小舌有泡如粟米塞住以
棉絹裹指醮溫水擦破將揩淨用此丹一粒搯碎和
蜜糖塗于口內若恐血入喉難治

一五疳虫積先用使君子照兒歲粒数予服再用使君子梹榔湯下如服二次尚未全愈宜合疳積丸每服十五丸或二十丸米飲湯下量兒大小增減　附疳積丸方　谷虫酒炒黄一兩　蘆薈　胡連　川連　沉香不見火　各二錢　乾蟾炒黄　雷丸　使君子肉共合五錢再用君子殼山查一兩煎濃水調神麯糊為丸如桐子大

全蝎兩半　蛇含石三兩　胆星一斤　天麻　姜蚕　辰砂　羌活

製白附子　防風各兩半　冰片　麝香各六分　川貝母

鈎藤勾各分 天竺黄 生甘草各八分 牛黄丑半

右为末用甘草鈎藤湯和入煉蜜为丸金箔为衣蠟封固

陸方石踆定小兒回春丹

九節菖蒲 製南星各三錢 川貝母 胡黄連 天竺黄

製半夏 胆星 川連 礞石各一錢 犀黄 麝香

珍珠各二分

右為末即以胆星南星打和為丸金箔辰砂為衣

神香蘇合丸

小兒急驚之候身熱面赤搐搦上視牙關緊硬痰涎潮壅宜用清凉之劑以除熱而痰自化此丸清凉極有效驗或平時當心佩之鬼邪庶乎不近矣並治男婦中風中寒中氣牙關緊閉痰涎壅盛口眼歪斜霍亂吐瀉絞腸諸痧等症俱可服之男婦一丸小兒半丸姜汁湯鈎藤湯溫水濃酒任服

牛黄鎮驚錠

此亦治急驚之症也小兒身体强者投以牛黄抱龍丸若虛弱而遇此症恐清涼之葯難以當之故製此錠不特救其危抑且保其元近時諸葯鋪但云治急慢驚風而本堂分急慢爲二症非執已見也師前輩諸名家而言之服此神效宜用金銀器湯化下兼治初生小兒臍風嘬口著噤等症

使君子丸

小兒飲食停滯溼熱蒸鬱則腹内生虫脹滿嚼痛或身發黄腫背瘦面黄喜食生米茶葉泥炭等物服此則殺虫化滯而病却矣每用滾湯化服三錢

南星 梧榔 使君子

小兒肥瘡藥

小兒至五六七歲時爲父母者勿令兒出门游玩以避寒暑倘仍他出遊風冒日晒暑感溼熱以致頭面四肢忽生瘡毒黄水濃流破爛出血易于沿開時作痛痒此黄水瘡也急將此药用麻油調敷患處其效如神

鸕鷀涎丸

小兒鸕鷀咳者連聲咳嗽嗆血者〔音〕啞面目浮腫為父母者任兒出外其初因感冒風寒或冷熱時氣所致以致常嗽不已此能化痰止咳驅逐時氣則百病自消每用灯心竹葉湯化服一丸

金蟾丸

小兒疳積多由貪食雜物飽腹不知脹悶不覺以致腹大如鼓面色黃瘦青筋錠露泄瀉不止痛如有虫者此丸不但殺虫并可斷根最為靈驗用米飲湯每服一丸

五靈脂　蓬朮　使君子　砂仁　麦芽　五穀虫各半

青皮　乾蟾各三　陳皮　查炭各半

七珍丸

小兒之生疳疾其責備在父母或富貴之家甘糖糕菓雜物滿房應時遺送無爭不有任兒所好貧乏之家躬親紡織日夜營謀嗸々啼泣為父母無物可飼或嘈食之餘或生冷之物以致其啼不如習慣成性疳疾從此成矣致使疳積腹大腹內生虫飲食不思此丸治疳要藥服之則百病可除每用滾湯送服四五錢

一厘丹

小兒痢疾虫疾作痛肚腹滿脹漸大如鼓以致四肢羸瘦面黄遍腫甚至多疾發搐諸般積滯以及男婦痞塊癥瘕各項腹痛此丹能殺虫止脹消痢癧病立驗如神

兌金丸

小兒週歲後母乳漸少以致雜物亂投至成疳疾後漸喜食壁泥生物甚至泄瀉無度嗜食無厭面黃肚大四肢羸瘦或發夜熱或腫面目或腫手足或髮落毛焦者皆疳積為之也俱宜服此能充足脾胃進食止瀉若病既愈不宜多服一歲一丸如歲加增應效如神

大蟾一只　黑丑一兩　石膏一兩　胡連三錢　滑石一兩　神曲半兩　青黛三錢為衣

又方

白丑一兩　雄黃一兩　大黃一兩　胆星半兩　川連三錢

鷄肝散

凡溺愛家之小兒俱有疳積之病為父母者未能体察小兒之心以致常有啼號因啼號向予以雜食多予雜食而生疳積甚至腹大泄瀉面黄肌瘦尤有甚者肝大上攻眼睛生翳幾乎冲瞎若不早治卒成月疾此能止泄調食明目去障輕者一二服重則三四服翳膜退凈可立待也

諸風傷寒　諸火暑濕

丸散全集　角

胡慶餘堂丸散膏丹目錄

諸風傷寒門

圖經養正丹
太乙來復丹
蠲痛活絡丹
局方紫雪丹
大麻風丸
代抵當丸
換骨丹
局方碧雪丹

牛黄至寶丹
靈應愈風丹
辰砂寸金丹
避穢辟瘟香
川芎茶調散
菊花茶調散
玉屏風散
逍遥散

人傻回生再造丸

昔唐室中衰誰挽狂瀾于既倒有郭令公者為唐朝節度使誠棟梁才也能建再造之功克盡回天之力乃人中疾中風口眼喎斜手足拘攣言語囁嚅左右癱瘓筋骨疼痛半身不遂以及癜風氣厥癲癇一切之症衰頹至是如唐室然非大力以挽之大功以造之安能百病俱失再得更生之慶哉本堂得是方以救斯人悉依古法秘製本重价廉治療甚速功效甚大驗靈非常如有諸虛而未病者即常時服之大有奇效幸勿輕視引湯單附後

一治風寒濕痰等症淡姜湯送服

一治癱瘓半風疼痛拘攣麻木等症溫酒送服

一治傷寒時疫氣急以及小兒驚風寒熱痰逆反張等症滚湯送服

真蘄蛇二兩 人參二兩 兩頭尖二兩 水安息五錢 山羊血五錢 細辛二兩

龜板二兩 烏藥二兩 黃連二兩 公丁香二兩 乳香二兩 麻黃二兩 甘草二兩

青皮二兩 熟地二兩 犀角八錢 没藥二兩 赤芍二兩 羌活二兩 虎脛骨一對

白芷二兩 血竭八錢 全蝎一兩五錢 防風二兩 天麻二兩 附子二兩 骨碎補二兩

當歸二兩 香附二兩 元參二兩 首烏二兩 大黃二兩 葛根一兩五錢 沉香二兩

威靈仙一兩五錢 蔻仁二兩 藿香二兩 冬白朮二兩 紅花八錢 川萆薢二兩

犀黄三钱 靈仙一两 川連一两 茯苓一两 片姜黄一两 姜蚕一两
松香五钱 川芎一两 参三七一两 桑寄生一两五钱 冰片三钱 麝香五钱
辰砂一两 肉桂一两 天竺黄一两 地龍五钱 川山甲一两 胆星一两
白花蛇一条 西珀一两 川朴五钱 廣木香四钱
蜜丸金箔為衣

清暑更衣丸

柯韻伯曰胃爲後天之本無太過亦無不及故兩陽合明而胃實爲世有陰病津枯腸胃邪結水火不通則必重墜下達可奏功也今製更衣丸以潤之古人入廁必更衣故立名取義用藥確當對症治之其效甚速每服一錢用米飲湯送

蘆薈　硃砂

易老天麻丸

大凡中風一證動關生死安危病之大而且重莫有過于此者乃筋脉牽攣遍身疼痛手足麻木口眼喎斜半身不遂以及寒痰相搏俱可服此每用三錢冬日温酒下夏日滚水下

天麻 牛膝 川萆薢 元參各六两 杜仲七两 當歸十六两 生地一斤

羌活十两 附子两

蜜丸

一方有獨活七两

萬氏牛黃清心丸

中風之證不一其治法亦不一宜分表裏輕重寒熱而治之若痰火閉結瘈瘲癱瘓語言蹇澁恍惚眩暈精神昏憒不省人事此邪在于經絡臟府法當疏風開竅以清心火每用開水送服一錢並治小兒驚風痰涎手足牽掣瘈瘲火鬱等症

犀牛黃下先　辰砂[illegible]　川連五錢　黃芩　山梔各五錢　鬱金二錢

蒸餅為丸

防風通聖丸

風之為患肝木主之則凡風熱之在皮膚在巔頂在腸胃在決瀆者必令汗出下利表裏俱暢故曰通聖此丸能治熱風外而經絡手足瘈瘲內而臟府二便閉塞用此兩解之莫不應手取效每用姜湯清茶任服并並治一切傷風傷寒初起效驗如神服後宜避風節食孕婦忌服

大黃　芒硝　荊芥　麻黃　山梔　赤芍　連翹

甘草　桔梗　川芎　當歸　滑石　石膏　薄荷

黃芩　蒼朮

九製豨薟丸

五月五日天中節也是時採取是草能治中風喎斜語言蹇澀徧身疼痛手足麻木肝腎風濕諸瘡皆血弱不能養于筋經曰治風先補血々行風自滅本堂于天中節採是草而製之以治是症昔唐時成訥宋時張詠皆有進豨薟表每服三錢溫酒米飲湯開水任送返老還童鬚烏而潤是可徵矣

豨薟草　酒拌蒸九次

避穢辟瘟香

上天有降災之時四時有不正之氣是謂瘟疫乃當流行之時最易染受或空房久閉或低室陰潮或汗下蛇虫所居濕蠢屡伏容易侵人此香于空房汗下受濕之處多為焚燒則瘟疫汗穢等物皆遠避為此之謂避穢辟瘟香

蒼朮　桃枝向東南者各十二斤　白芷　山柰各八斤　檀香　降香

甘松　大茴香　桂皮　丁香樹各三斤　烏頭二斤　貫衆

鬼箭羽　白蒺藜各一斤　雄黃　雌黃各八分　右藥晒乾研細榆麪拌勻令做香匠以細竹絲為骨做成線香隨時焚點

聖濟鱉甲丸

世之所謂四日兩頭病即三陰瘧是也陰陽相搏愈發愈深總不離乎脾胃有損蓋胃虛者惡寒脾風者發熱宜急加調理則瘕瘕不為患非驟絶之可了事也此丸無論男婦無論老瘧勞瘧皆可服之小兒減半每用姜棗湯送服三錢忌生冷油麦鷄卵豆等物

鱉甲 穿 柴胡 常山 山稜 莪术 各五錢 陳皮 半夏

青皮 麦芽 川朴 南星 神曲 各五 草果 五錢 鱉甲

何首烏 各兩

金匱鱉甲煎丸

寒熱相爭暴瘧時形名為瘧疾乃久而不愈中結瘧母或一日一發或二日一發或三日一發久則正氣日虧內邪日旺倘以猛葯攻之恐成臌脹是丸調其陰陽平其爭搏不但開壅塞抑且補陰精每服七丸一日三進虛者用參湯送之忌生油煎鷄卵豆麦等食

鱉甲　烏扇　黃芩　柴胡　鼠婦　乾姜　大黃　赤芍

桂枝　葶藶　石葦　川朴　丹皮　瞿麦　半夏　人參

紫葳　䗪虫　阿膠　蜂窠　赤硝　蜣螂　桃仁

搜風順氣丸

寒熱往來多由外感或風乘火勢火借風威以致風秘氣秘便溺阻隔徧身虚痒脉浮且数并腸風下血中風癱瘓諸疕皆風燥氣滯故也此丸能下燥结祛瘀熱益肝胃開脾氣通利水百病消矣每用開水送服三錢

大黄 郁李仁 麻仁 山藥 防風 獨活 車前 枳殼 牛膝 山萸 兔絲 檳榔

蜜丸

牛黃清心丸

凡五勞七傷之人保養為重至感受風寒則手足拘攣筋骨疼痛或痰或癱諸病百出言語蹇澀忡悸健忘心神恍惚頭昏目眩胸中煩悶痰迷心竅皆心氣不足神志不定所致以及恐怖憂慮發狂少睡等症每用開水送服一丸且治小兒風痰上壅搐搦口噤宜酌量多少竹葉湯送服

膽星一兩　犀黃一兩　防風一兩　全蝎一兩　白附一兩　天麻一兩　蟬衣一兩

姜蠶一兩　麝香一錢　辰砂為衣　每丸五分

虎骨木瓜丸　一名虎骨四斤丸

凡人以命門先天真火為主盛則百體俱强衰則藏府俱弱若命火一虛則脾胃虛弱飲食少進無精液以養藏則五藏皆弱以致腸腿疼痛腳膝拘攣步履艱難或熱則如火冷則如冰遇風毛豎即熱暑亦難離綿絮此房酒不節所以肝腎兩虧百病蜂起此丸祛風濕健脾胃而腎自固空心每用開水送服二錢酒服亦可

木瓜　天麻　蓯蓉　牛膝各一斤　附子　虎骨各一斤

酒浸　麪和丸

通幽半硫丸

大凡年高者陽虛精衰畏寒喜熱血燥使然又有欲便不便小便短數痃癖冷氣者每服五六十丸溫酒姜湯任送

半夏　硫黄

姜汁並餅和丸

二聖救苦丹

體强者風寒不受體虚者風寒易感乃生平氣体虧本因動行貪凉感冒風寒或静倦失慎致傷風寒其初則乍寒乍熱嘔吐發熱繼則腰痠項强肢節疼痛頭暈鼻塞大便閉結熱甚發斑譫語佯狂製此丹以救苦非二味聖葯不為功也每一二錢用菉豆湯送服之

靈寶如意丹

凡中傷寒溼之症以及瘡毒腫爛四肢疼痛則必製奉爲至寶無不如意之靈丹以治之然後可奏其功昔感京東華門外皮贇公祖傳秘授青囊一卷即此丹也引湯單附后

孕婦忌服

一治傷寒一二日三四日不論傳經風寒咳嗽用葱鬚姜酒熱服煖蓋汗出即愈

一治初起惡瘡五疔惡毒等症葱鬚姜酒熱服煖盖取汗自愈

一治諸瘡破者用生黄芪金銀花煎湯送服

一治瘡毒腫爛已甚用津液研化二丸塗患處再用陳
酒服立愈

一治疔或走黄用陳酒冲服挑破疔頭用藥二丸入膏
藥貼疔上腫毒自消

一治天泡楊梅初起用葱鬚姜酒熱服煖蓋取汗次日
用滚水冲服七日可愈

一治水蠱葶藶湯下　氣蠱木香柿蒂湯下

一治瘧疾草菓檳榔湯下

一治瘟疟痘子不出葱鬚姜酒冲服

一治心胃寒氣疼痛淡姜湯服

一治两脇脹悶并痛小茴香湯服

一治惡心嘈雜滚水冲砂仁湯服

一治噎膈咽喉胸膈疼痛桔梗柿蒂湯服

一治口眼歪斜手膀麻木鮮姜桂枝酒煎服

一治腿脚疼痛桑寄生牛膝湯服

一治忘前失後九節菖蒲服湯

一治牙痛良姜湯下啣一粒于患處可止疼痛

一治心胃蠱痛檳榔湯服九種胃疼艾醋湯服

一治饑飽勞碌沙參湯服

一治大小便不通生蜜湯服

一治偏墜疼痛小茴香湯下下痄腮噙化一丸

一治小便尿血車前子湯下

一治白濁下淋葱鬚湯下

一治癲癇風迷姜湯下久者服一七瘶疟姜湯下

一治鬼迷鬼魔鬼交桃仁去皮尖煎湯下

一治初發熱汗白糖湯下

一治霍乱轉筋木瓜湯下
一治懷孕婦過月忽然自落膏梁粟煎湯下
一治産後血迷炒黑荆芥湯下
一治子死腹中白芥子湯下
一治産後肚脹厚樸煎湯下
一治産後見神見鬼黑荆芥當歸湯下
一治婦人經閉紅花桃仁煎湯下
一治跌打墜馬不省人事黄酒童便下即自便亦可
一治火燒湯泡煎服取汗則火毒不致内攻

一治数月小兒有積難以服藥運化一丸放乳頭使小兒隨吞之即愈

一治小兒乳積食積冒寒驚啼一切辨識不明之症服此靈效

一治小兒痘疹炒麦芽煎湯下

一治噤口痢石蓮子搗碎煎湯下

一治中風不語痰涎神昏姜湯下

一治中酒毒廣陳皮煎湯下

一治痢疾黃連湯下　水瀉車前湯下

一治白痢吳萸湯下　紅痢紅花湯下
一治陰寒胡椒湯下　癱瘓淡姜湯下
一治婦人胎熱茶下　蝎螫咬黃酒下
荸薺粉　腰黄　天麻　月石　蟾酥　冰片
辰砂　血竭各分　銀硝　人參半　麝香半
高粱酒泛丸

圖經養正丹 一名交泰丹

宗氣足而後呼吸通上升下降陰陽所以正也乃上盛下虛頭暈目眩心胆虛怯驚則盜汗倦則狂言一或不慎則霍亂泄瀉肢冷神昏百病皆作是丸能養真扶正功難縷述空心用淡鹽湯送服三十丸

青鉛　硫黃　辰砂　水銀

牛黄至寶丹 局方

大凡風寒中臟者陰冷極盛脱症隨見則火口噤不語中惡氣絶邪入心胞神識不清此疫癘瘴毒時氣内陷痰迷心竅又或傷寒暴中身體强硬譫語發狂唇青口裂伏熱喘呃以及婦人産後血暈妄血上行吐逆悶乱胎死腹中服此立救用燈草湯送服一丸

犀角鎊 鏡面硃砂飛 雄黄研水飛 琥珀研 玳瑁鎊各一兩 牛黄半

麝香研 龍腦研各半 水安息兩 金銀箔各五十片

太乙來復丹

風邪中臟其病必內寒外熱上盛下虛乃有中暑而感風寒者嘔吐瀉痢發為霍亂勢必至咳喘逆急四肢厥冷神昏顛倒虛汗不止則頭痛心悶腰痠膝麻腹脹身重者此丹調臟府理陰陽扶危拯急功莫大焉每用米飲服五十丸並治小兒驚風危症研細調服五丸取義來復非無謂也

太陰元精石　硫黃　硝石各兩　五靈脂　青皮　陳皮各兩

醋糊丸

靈應愈風丹

凡外感風邪者因發散未淨遂成腫痛此由外感而來名曰外因其患寒熱交作筋骨疼痛手足拘攣麻木不仁並治諸風癱瘓口眼歪斜半身不遂風濕風温等症此丹袪風邪退寒熱屢試屢驗每用開水送服三錢

蠲痛活絡丹

中風之證不一或有手足不仁日久不愈腿臂間有一二點痛絡經中有溼痰血死吳鶴皋曰風邪注于肢節血脉凝聚不行此丹開通諸竅祛風活血又能直達溼痰所結之處功效甚大非尋常靈驗所可比溫酒送服

川烏　草烏　胆星　地龍　乳香　沒藥

每粒重七分

一方用地龍　黑丑　川烏　麝香　全蝎

辰砂寸金丹

暑天最易受病納涼之際嗜食瓜菓一或不慎寒溼外感以致頭痛發熱嘔吐瀉利有汗無汗口苦口渴或時染瘟疫徧身疼痛或遠行中暑絞腸諸痧一切痰壅流涕之症每用姜湯送服一丸

烏藥 防風 羌活 前胡 川芎 白芷 砂仁 木瓜
藿香 陳皮 蘇葉 半夏製 赤苓 厚朴薑汁炒
薄荷 蒼朮 香附製以上各兩 白蔻仁 草果仁各兩 臭草
枳殼麩炒各半

右藥研末用神麴四兩用生姜汁拌麴打糊為丸硃砂兩衣

局方紫雪丹

傷寒溫瘧之症，其形相類，其実有不同者。或煩熱發斑，陽狂叫走，毒瘴昏倒，痧脹切痛，一切虫毒、熱毒、藥毒，以及小兒驚癇、痧痘大毒內閉等症。此丹能瀉諸經之火，以滋腎水，則火瀉而結自散也。服之而其效立見。

黃金一百兩，徐云以飛金一萬頁代之尤妙　寒水石　磁石　石膏　滑石各三斤

以上並搗碎，用水一斛，煮至四斗，去滓，入下藥：

羚羊角屑　犀角屑　青木香　沉香各五斤　丁香一兩，徐云宜用二兩　元參　升麻各一斤　甘草分炙

以上入前藥汁中

再煮取一斗五升去渣入下藥

朴硝十斤 硝石四斤徐云二硝宜用十分之一 二味入前藥汁中微火上煮

柳木篦攪不住手候有七升投在木盆中半日欲凝入

下藥

硃砂兩 麝香兩二錢 二味入前藥中攪調令勻瓷

器收藏藥成霜雪而色紫新汲水調下

局方碧雪丹

三焦為決瀆之官上升下降流通諸經無有窒滯倘中有積聚壅塞不通則發熱發狂心神昏憒口舌生瘡喉咽腫痛大小便閉胃火愈盛是丹能退熱散毒定神益胃上下焦為之流通凡一切天災時疫寔熱諸症俱可服每涼水送服二三錢

蒲黃　甘艸　青黛　月石　硝石

右各等分為末

川芎茶調散

諸風上攻邪在太陽自太陽經而入陽明故有頭暈目眩鼻塞口乾痰盛自汗憎寒壯熱症也經曰陽明之脉起于鼻旁納太陽連目背此散治之無不愈矣臨卧時調服三錢用清茶

川芎　荊芥各兩　細辛　防風一斤半　白芷　羌活

甘艸斤半　薄荷兩

大麻風丸

大麻風症乃天地間異症也其患先麻木不仁次發紅斑久則破爛浮腫無膿若心受之則損于目肝受之則發紫泡脾受之徧身如癬肺受之則眉先脱腎受之則足内先穿危險異常悉由風溼相乘氣血凝滯表裏不和藏府痞塞陽火所變其初起時肌肉未死宜用萬靈丹洗浴發汗以散凝滯之風後服此丸每日茶送久服自愈能通活血脉輕者半年重者一年不可以病愈而棄丸也多服更妙戒忌房事厚味動風等件可保終身不發矣

代抵當丸

太陽爲寒水之經發熱而煩陽狂胸結腹痞鞭滿三焦升降之氣阻而難通此病用是丸治之則抵之當之而水氣上〔下〕達矣用開水送服一二錢

生軍兩　元明粉　桃仁　生地　歸尾　山甲各五

肉桂半

蜜和丸

菊花茶調散

正氣不足風寒易受乃有頭暈目眩諸風上攻發熱鼻塞偏正頭風畏寒毛豎風痰壅盛此散能祛風邪退潮熱服之自愈臨卧用清茶調服三錢

菊花　白芷　細辛　甘艸各四分　薄荷八分　荊芥

川芎各四分　防風五分　姜蚕二分　羌活五分

玉屏風散

昔許允宗太醫院士也嘗製是丸以治氣虛過表自汗不止風寒易感之症適宮中王太后中風口噤即召許醫士調治許即煎是散熏之乃愈貴體且然況在人世效必尤速遂以此廣傳于世云

綿芪　白朮　防風各兩

換骨丹

按諸起于陽指手足麻木風濕之見端也乃搏結于筋脉之間則腫痛不已半身不遂口眼歪斜左癱右瘓脚下痿痞必先服發汗之藥然後服是丹以溫其寒燥其溼散其風無論男婦俱可服此每用溫酒送服三錢

逍遥散

此治肝鬱之症也蓋肝爲木賴土以滋陰賴水以灌溉若中土虚則木不升而鬱陰血少則肝不滋而枯故血虚火旺寒熱往来手足搐搦或胸脇脹痛或咳呀發痙此散能散鬱除蒸功效捷矣每用滚湯送服三四錢凡婦人经水不調亦可服

當歸　白芍　柴胡　茯苓　白术　甘草

生薑　薄荷

胡慶餘堂丸散膏丹目錄

諸火暑濕門

蟾酥痧氣丸
聖靈解毒丸
海臟消暑丸
當歸龍會丸
腸風槐角丸
治痔臟連丸
錢乙瀉青丸
太乙紫金錠
諸葛行軍散

黃病絳礬丸
廿四製清甯丸
千里水蘆葫丸
鎮癲甯心丸
三丰伐木丸
喉痛鐵笛丸
八寶紅靈丹
九轉靈砂丹
痧氣臥龍丹

萬應平安散
神效濟生散
秘授霹靂丸
三陰瘧疾膏
神效嗃鼻散

潤腸丸
冰梅丸
駐車丸
神朮散
胡氏辟瘟丹

清溼二妙丸

此治溼熱下注之症凡人腿膝兩足時而麻木或肢節痠軟痺痿臂積舉發無時流走疼痛氣血不行故也是丸能破積通滯宣筋止痛疏散而血自行誠妙劑也每用水空心送服三四錢

蒼术　黄柏

清暑香薷丸

藏府凝結則陰陽乖亂上下焦有閉塞之處此長夏傷暑之症也乃皮膚熱頭多汗胸滿口渴氣促心煩小便短赤宜辛溫香散以治之則陽氣發越散蒸熱矣煩渴解除和脾胃矣徹上徹下之功已見于此而內外之暑悉除誠夏月解表之君葯也開水送服

清溼三妙丸

大凡溼鬱則為熱々蒸更為溼乃溼熱入于下焦注于兩足以致腫痛痹麻痿軟無力此能疏溼解熱使扶正以勝邪而上下表裏自無窒礙每用開水送服三錢

蒼朮　川柏　牛膝

清暑益氣丸

長夏暑溼蒸人脾土受傷故肢倦便溏暑熱傷肺故氣逆咳嗽漸至口渴便赤胸滿惡食肝爲心腹則暑入心故自汗溼盛故身痛身重李東垣曰脾胃既虛宜主清暑益氣之劑治之夫然後熱瀉而水滋肝平而濡破養血和陰化食消積除溼清熱之妙丸也每用滚湯送服三四錢

党參　黄芪　甘草　歸身　陈皮　麦冬

五味子　青皮　神麯　白术　蒼术　葛根

澤瀉　升麻　黄柏　姜棗煎湯泛丸

清熱三黄丸

三焦積熱升于上則咽喉腫牙齒痛口舌瘡眼目赤耳鼻腫注于下則消渴便淋熱又黄赤又閉結此非清其熱不可今用三黄以治之瀉熱燥溼癖痞治也清肺養陰氣血通也蕩滌腸胃調中化食安和五藏水穀利也奇效若此百病消矣每服弍錢虚弱者減半清茶送下小兒少用孕婦忌服

黄連　黄芩　大黄

清咽太平丸

木盛火生肺金受尅兩頰為肺肝之部故在寅卯木旺之時每有咯血來潮則兩頰常赤而咽喉不清諸火上逆故也宜消風散熱肝火疏而肺火清升清散瘀津液生而氣血和誠清咽平肝之要劑也每用開水送服二三錢

薄荷四兩　川芎　防風　犀角　柿霜　甘草五兩

吉梗兩

蜜丸

黄連上清丸

三焦積熱已失決瀆之職口為脾竅心火上升則眼火發紅咽喉疼痛口舌生瘡心中膈悶小便赤數大便秘結則上下阻隔矣此能去熱止痛熱火下降而三焦無阻隔之慶每用三錢清茶臥時服之

川連一兩 薄荷十兩 訶子肉一兩 甘草一兩 桔梗一兩 百藥煎八分 砂仁一兩

元明粉一兩 月石一兩 水片五

蜜丸

河間地黄丸 即地黄飲子

劉河間曰中風癱瘓非肝木之風寔心火暴甚腎水虚衰不能制故也今舌瘖不能言足廢不能行則痰涎上湧面赤煩渴水与火俱不歸元名曰風痱症故製地黄丸以温之和臟府通經絡安脾秘氣温肝固腎使水火相交精氣漸旺而風火自息矣每用淡鹽湯送服三四錢

人參 黄芪 石斛 生地 熟地 天冬 麦冬

五味 萸肉 蓯蓉 官桂 巴戟 石菖蒲 遠志

附子 茯苓 薄荷 姜棗湯泛丸

黄連阿膠丸

痢由溼熱内蘊而生治痢者不審病之虛寔徒執常法是不知變通之法也乃令熱不調下痢赤白裏急後重臍腹疼痛口燥煩渴小便多澁宜服是丸則行調血氣血行而痢自愈氣調而後重自除空心每用米湯飲送服三十丸

黄連　阿膠　茯苓

舟車神祐丸

河間舟車丸

人以血氣為運行若氣血兩虧則脾傷脾傷則肝亦傷故有腫脹之症乃陽水腫脹形氣俱足口渴面赤氣粗腹硬大小便閉皆是太陽症也劉河間製是丸能通行十二经之水使水行而氣亦行疏肝泄肺脾斯運也開水送服平

牽牛 大黃 大戟 甘遂 芫花 木香 青皮
陳皮 輕粉

九製大黄丸

陳脩園曰大黄色正黄而臭香得土之正氣正色故專主脾胃之病今有血瘀而閉則寒熱交加腹中塊結則癥瘕積聚以及留飲宿食藏府難安非得此而蕩滌腸胃安能調中化食申明其九製之功識推陳而致新也服之而五藏安和矣

即以一味酒製九次

冰梅上清丸

口舌為飲食之門聲音呼吸皆出于此一身之性命關係為甚大也乃肝熱心熱發而生瘡以致咽喉皆腫或勞役過甚或房慾無度或貴心憂愁俱發於口舌急宜清音袪火為主此丸乃順氣消熱清順上焦之上竅也臥時噙化

六合定中丸

時邪襲人外感凉暑或四時瘟疫或秋夏穢氣人觸之或發為霍亂則時吐時瀉胸悶惡心頭腹皆痛或發為痧痢則乍寒乍熱搐搦驚狂下瀉作瘢小兒受之則發熱煩躁吐乳驚悸今服此以定中而六合之運行得其常也引單列後

一四時瘟疫姜湯下　中暑冷水下

一霍亂轉筋陰陽水下　痧痢姜湯下

一痢疾腸鳴開水下　秋夏穢氣黑豆湯下

一胃口不開滚湯下　　小兒驚風薄荷湯下

一老幼飲食傷萊菔子湯下

一男婦胃口疼痛吳茱萸湯下

一小兒發熱吐乳山楂燈心湯任下

一心口飽脹嘔吐頭痛發熱姜湯下

一婦人産後惡露不淨紅花燈心黑山楂湯任下

香薷　神麯各兩　藿香　木瓜　木香　紫蘇　赤苓

檀香　砂仁　川朴各兩　甘草 [illegible]

藿香正氣丸

夏日烈々為太陽之亢氣人每于貪涼飲冷後而受之發為霍亂或嘔吐瀉利四肢厥冷腹痛頭痛変痧変瘧皆不正之氣觸于人也宜用利氣之品俾培其中氣而不正之氣自消每服三錢溫茶送下戒飲粥湯食諸物慎之々々

藿香 大腹皮 紫蘇 甘草 吉梗 陈皮 茯苓

蒼术 川朴 半夏 神麯 白芷 姜棗湯泛丸

蟾酥痧氣丸

蟾蜍即癩蝦蟆也産于水田之間取其眉間白汁謂之蟾酥氣味辛温按法製之和入他藥任其取用凡春夏之交天地鬱蒸之氣流行世間即爲穢邪人觸之即成痧或猝然腹痛頭昏目眩絞腸刺胸吊脚縮筋霍亂吐瀉四肢厥冷不省人事以及山嵐瘴毒陰陽戾氣每服七丸凉茶送下輕者一服重則三服救急安危實大功效毋輕視之

麻黄 硃砂 天麻 腰黄各三兩六分 蒼朮三兩 大黄六兩 蟾酥九分 丁香六分 麝香三分 甘草兩四分 高粱酒泛丸

黄病絳礬丸 一名皂礬平胃丸 一作棗礬丸

勞傷之人脾胃必虛而後溼鬱熱蒸黄色成矣是謂黄病即黄胆也此溼熱壅遏所致其腿足必浮腫其腹内有痞塊形又兼之腸紅者今用樸朮甘陳以消其食積絳礬以退腫去風則寒熱消而黄無不息每用米飲湯送服三錢

平胃散料加皂礬

聖靈解毒丸

人身之生瘡毒多由平時之不愼若生陰瘡陰毒者無論已乃或楊梅癧瘡則房慾之不愼溼毒膿窠則居處之不愼横痃魚口則飲食之不愼甚至便毒腐爛上功五官便形毒名皆前日五藏受之而五官形之者也此丸服之可以通聖靈驗異常誠解毒之妙藥也每用開水送服三錢

按古二十四製清甯丸

腸胃飲食留宿之處也上下流通無有窒滯若藏府積聚則飲食不化以致寒熱交作頭目昏痛牙腫背蒸作瘧作痢霍亂吐瀉腸風痔疾大小便血或成癥瘕以及小兒驚癇寒熱客忤婦人經水不調崩中赤白凡一切癰疽瘡毒四時不正之氣無論老幼服之靈驗本堂製法講究用藥製次無紊亂亦無缺少必按古法廿四次然後聽用大凡藥之應驗視其製法之精緻耳惟有識者自領之

海藏消暑丸

長夏炎蒸溼土司令故伏暑氣者必發熱而後煩渴頭痛脾胃停積或吐或痢悉由溼勝則氣不得舒也此丸不治其暑而治其溼能行水和中觧熱開胃則暑溼之氣降從小便而煩渴自止服之神妙

醋半夏 生草 茯苓

千里水葫蘆丸 即梅蘇丸

按諸葛武侯五月渡瀘深入不毛恐軍士冒暑煩渴口燥舌乾因製此丸分給衆軍以止渴今人三焦有熱心火上炎咽喉不利聲音不清飲水不已者皆冒暑煩渴之病也此丸出自孔明傳至于今可以潤燥生津可以利咽清音夏月出行隨身佩之噙化嚥下即千里不渴也倘行數十里渴時吞之津液生矣切忌熏火燥熱之物

烏梅二兩 蘇葉 檀香各兩 薄荷 甘草 冰糖各四

棗肉打爛和丸 或用冰糖水泛丸亦可

當歸龍薈丸

肝屬風木主怒主驚肝胆之火盛故搐搦驚狂目眩耳鳴心脉俠咽則肺熱咳嗽腎脉貫膈則腸胃躁澁甚至兩脇小腹皆相引而痛諸經之火亦相因而起其為病不止一端矣此丸能和血補陰是先平其甚者而諸經之火漸平斯行氣通竅之妙劑也然非實火不可輕投有盜汗者亦兼治之每清晨开水送服三十丸

當歸 龍胆草 蘆薈 黑梔 川連 川柏 黃芩

大黃 木香 麝香 青黛 蜜丸

鎮癲寧心丸

劉河間曰癲狂之症是熱症也其原由于肝寔多怒心熱多喜而來甚至錯亂妄為大呼大叫自言自語非痰迷心竅不至此是丸能調和藏府定魄安魂則志氣鎮而心神寧矣如羊頭癲瘋不省人事之症亦兼治之每用滾湯送服三錢

腸風槐角丸

腸風之血其毒在藏出于陽藏之間至漏泄大腸則為痔漏其熱火必盛針经有曰陰絡傷則血内溢而便溺即此謂也此能袪風清毒解熱潤藏寬腸利氣效斯見矣每用開水米飲湯任服三錢

槐角　枳殼　地榆　防風　黄芩

三手伐木丸

脾土衰弱肝木易旺則木來尅土而心腹脹滿外發黃腫如土色狀上清金蓬頭祖師見世人多受此病即傳此伐木丸能助其土以益其元而木伐矣此張三手仙傳方載之故傳之于今益人非淺每服二錢好酒米飲湯任送

蒼朮　皂礬　黄酒麸麴

鍋糊丸

治痔臟連丸

痔瘡一證有内外痔之分治外痔易治内痔難其或過食而積溼熱或久坐而血不行或因七情過傷或因酒色過度腸胃氣滯以致濁氣瘀血流注肛门則舉發便血痛痒皆作墜重刺痛將此丸每空心送服四錢温酒下之久服除根如犯房事怒氣不但無效且永不愈

黄連八分研末 猪大腸一尺二寸

將川連裝入猪腸兩頭紮緊用陳酒斤半 砂鍋内煮爛搗和為丸

喉痛鐵笛丸　醫林鐵笛丸

咽喉之位司呼吸者也言語出入通乎天氣人身中緊要之橐籥也乃忽然腫痛聲音阻隔三焦之火上炎于此則水火不得升降津液難以下咽頃刻之間危險萬分此陰虛勞熱之症也急開宜發升散立攻之使下如鐵笛之洞徹無遺斯下焦之熱頓消也每服一丸隨時噙化忌烟酒動火之物

薄荷兩　連翹　桔梗　甘草各二兩半　川芎兩半　訶子肉

砂仁　粉大黃各兩　百藥煎兩

雞子清打丸

錢乙瀉青丸

肝屬木木之發榮在于春故時醫每有肝常有餘之說其入少陽經也實則多頭痛目赤鬱則多心中煩躁故血虛則肝燥肝燥則多怒多驚生卧不安筋痿不起火熾風淫不易平也則必用直入厥陰之藥抑其怒而折之使下搜風散火之劑從其性而升之于上一瀉一散一補同為平肝之法故曰瀉青

龍膽草　黑梔　大黄　川芎　當歸　羌活　防風

蜜丸竹葉湯送服

八寶紅靈丹

四時有不正之氣人觸之則中暑中熱是為時疫至當酷暑之時人觸之則為霍亂或吐或瀉或發為痧其最重為絞腸痧吊脚痧昏沈脹悶上下不通四肢厥冷六脉皆伏針刺無血者危險異常服此最為神效小兒酌減引鼻列后

一發背疔瘡無論初起及已潰走黄者均可敷貼能消腫去毒

一蛇頭疔用蛋敲孔入藥套指即愈

一喉症湯炮傷火傷刀傷毒物咬并不服水土者吹服

調敷應驗如神

一痢瘧于將發先一時調服一二分倘日久疲乏者減

半貼臍勿服切忌食姜孕婦亦忌

硃砂　馬牙硝各兩　雄黃　硼砂各六錢　礞石四錢　冰片

麝香各二錢　金箔五十張

太乙紫金錠 一名玉樞丹一名萬病解毒丹

昔太乙真人悲憫世人出神丹以濟世凡有暴險怪症難痊沉痾者俱可服此遂以方此傳世此能利關通竅散毒消疽凡仕商遠遊者舟車宜佩本堂于每年端午七夕重陽日淨室焚香虔誠修合念太乙真人救世之苦心云耳

兼治引單附列于左

一治無論飲食藥毒虫毒以及山嵐瘴氣河豚菌蕈死馬死牛等毒用冷水磨服吐瀉即愈

一治驟中癲邪狂亂猪羊痰癇筋脉攣伏骨痛風痺俱

用無灰酒磨服

一治瘟疫邪毒心悶狂言胸膈壅脹四肢厥冷喉風鎖閉腸疝滯痛等症用薄荷湯磨服

一治身上癰疽疔瘡發背瘰癧乳毒丹瘋赤腫并一切無名惡毒無灰酒磨服并用水磨塗患處即消疔瘡用葱頭湯服取汗

一治中風痰壅牙緊神昏以及白痢姜湯磨服邪癧酒磨服赤痢冷水磨服

一治霍亂吐瀉絞腸心痛以及縊溺驚魘如氣未絶者

用姜湯磨服

一治蛇蝎蜈蚣蜂毒湯火傷以及瘋犬瘋獸傷刀傷用東流水磨服并敷患處

一治小兒痰壅驚風五疳五積黄腫瘡瘤用薄荷湯磨服婦女經閉紅花湯磨服鼓脹噎嗝用麥芽湯磨服

一治時行瘟疫家内常焚此丹不至染受

以上照單引取服奏效甚速應驗甚神忌服甘草孕婦亦忌服

山慈菇 五倍子各兩 千金霜兩 紅芽大戟兩半 辰砂

麝香　雄黄各三錢

糯米飯搗為錠

九轉靈砂丹 局方據醫通

大凡真陰虧者其病易受或風邪所感或鬼邪相侵神昏顛倒必致發熱欬嗽泛而為疾頭暈吐逆沈寒錮冷而陰陽欲脫此丹能驅邪安神調濟陰陽清藏府而助元氣今製此灵砂誠如煉九轉丹功成非易服之亦應甚神每用米飲湯送服二三十丸

硫黄 一 水銀 二

九轉煉成糯米糊丸

諸葛行軍散

昔武鄉侯之行軍也登高跋涉艱苦備嘗李白詩山從人面起雲傍馬頭生此蜀道也五月渡瀘深入不毛此征蠻也是時山嵐水毒蒸氣雖聞萬馬千軍織邪易受武候恐軍中受熱濕之傷用佩身應倉卒之疾凡一切昏眩悶脹之邪渙然冰解即吊脚絞腸之症倏而雪消眼腫翳眼角喉痛咽喉中無論口疳口瘡或吹或塗無乎不[可]其響應可立待也珍之寶之

犀黃　麝香各五分　雄黃　珍珠　銀硝各五分　冰片五分

生姜粉　眾　金箔　二十張

痧氣卧龍丹

涉水登山難免瘴空房行路多有穢毒人之猝然仆地霎時神昏者皆不正之氣有以感之或寒暑中傷心煩腹悶用入鼻孔即能氣爽神清若痧重而性命危險者用麦竿或蘆管連吹数次即可回生無不應驗以及小兒驚風亦應效如神凡人當熱暑無論居家遠出隨身佩之勿令洩氣即施送救人功德無量幸勿以尋常痧藥視之也孕婦宜忌

灯草灰廿本　冰片　麝香各半　细辛　蟾酥　牙皂各半

開陽記莊 全備 廿張

人馬平安散

萬應平安散

盛夏行路亢暑逼人或空心受穢氣或多汗飲冷水以致寒熱交爭痧脹腹痛或發瘧疾或中霍亂或絞腸吊腳又或頭目昏暗心口閉悶四肢冷厥不省人事痰厥冷厥等症發之甚速以及小兒急驚皆可吹入鼻孔應效如神若遇慢驚切不可服凡居家出遊者宜多佩在身可行方便

孕婦忌服

硃砂三錢 腰黃 硼砂各九分 火硝五分 麝香三分 犀黃一分 冰片二分

金箔百張

潤腸丸

大凡風結者氣滞故大便秘濇血結者血虛故津液不足此腸胃火伏所以飲食不思李東垣製此丸為潤腸胃之要劑也搜風以散邪則氣不滞活血以潤燥則津液生破其結通其幽則竅自然向通利每服百丸滚水送下

歸尾　羌活　桃仁　麻仁　大黄

神效濟生散

長夏炎蒸溼土司令故暑必兼濕悉由脾胃受濕則必霍亂吐瀉發熱飽悶絆痧絞腸無論男婦老幼皆有之也此能通氣止血消悶去痰推陳致新之妙劑也用清茶送服五分老幼以及虛人減少服之重則加倍

冰梅丸

咽喉之處尤為危急呼吸之所通飲食之所需關係甚大害人迅速乃風火為災頃刻而痛難忍須臾而痛方騰小舌破垂大舌浮腫痰涎壅塞形勢危篤此喉風喉癬喉痺單雙蛾之證也宜用此丸噙口下之

薄荷一兩 柿霜 白糖各一兩 去核烏梅各半 甘草錢

冰片一分 兒茶三錢

蜜丸

駐車丸

古今治痢皆曰熱則清之寒則温之初起熱盛則下之無汗則表之小便赤澀則分利之大凡痢疾每起于暑天之鬱熱而有感以水濕雨露之氣紅白相間如血如膿欲下而不能欲止而不得一日夜數十次多至百次坐立不安氣息奄奄此痢之概也有名醫出行血則膿血自止調氣則後重自除可以拯斯人之疾苦者其在斯奇方乎每用開水送服二三錢

黃連　阿膠　當歸各五兩　乾薑半

醋和丸

神术散　海藏

外感寒邪，内傷生冷，以致發熱，風蒸脾泄腸風。陳修園曰：川芎甘草温家嘗，神术名湯得意方，自説法超麻桂上，可知全未夢南陽。謂春傷于風，邪氣流連，至夏而脾泄腸澼者，王海藏常云以此治之，旨在養津，可代麻黄湯、桂枝湯，亦張南陽之法也，惜未夢見之耳。每用滾湯送服三錢。

防風　蒼术　甘草　周

胡氏辟瘟丹

本堂主人施送諸痧药已多歷年所惟辟瘟丹為最数年以来流傳至廣幾徧寰區為夫瘟疫一證天地不正之氣也受染于人為害甚烈我　主人思此疫之害人甚毒無以辟之則必集辟疫之药配君臣佐使調濟陰陽五藏六府之有受此毒者宜猛辟之此丹药味甚多珍寶之品居多故名曰辟疫丹甚灵驗如神人人共曉　引单列后

一治時行痧疫初起呕噁急服一錠重者倍服立止悪心

一治霍亂轉筋吐瀉絞腸腹痛諸痧及急暴惡症急服
二錠如症重不能驟解再加服以胸膈寬舒為度
一治中風中暑中痰卒然倒地不省人事急服一二錠
以開口為度
一治瘄疹初起爛喉癮疹其效如神重者倍服
一治傷寒瘟疫初起
一治肝胃疼痛久積哮喘呃逆心腹脹滿周身攣痛二
便不通
一治婦女腹中結塊小兒驚癇十積五疳痘後餘毒敷

患處已有頭者圈頭出毒

一治山嵐瘴癘蟲積蠱毒各種癖塊

一治各種無名腫毒醋磨敷患處

此丹每服一錠重者倍服小兒減半用開水或紹酒調服週歲内嬰兒磨一二分用開水灌下如急暴惡症不限錠數

凡秋夏感症服之無不應手立效取汗吐下三者得一為度若疑信參半服之過少藥力不足則自誤也

此丹攻病之力極大並不傷元体氣虛弱之人乘其

初起元氣未漓急服立效倘遲延多日邪氣入裏正
氣已虧神昏自汗則宜斟酌
此丹香味甚重孕婦三四個月胎氣不足忌服如月
分足胎元寔者遇此急症不妨酌服
此丹衛生之至寶救急之神丹齋戒焚香虔誠修合
志在濟人丹內並有經咒　貴客賜顧者宜珍藏之
毋使泄氣幸勿織褻
西黃　半當門子　水安息　大梅片　琥珀　雄黃　雌黃
廣皮去白　川連　肉桂心　犀角尖　川朴　鬱金　玳瑁
元精石　滑石　黃柏　大黃　黃芩　飛辰砂　珊瑚　茅术　藿香

金銀花　薑半夏　羚羊角　朴硝　牛皂　茯神

廣木香　五倍子　蘇合油　製川烏各二两　草河車

升麻　蒲黃　檀香　柴胡　蘇葉　川芎　丹參

天麻　麻黄去根節　軍薑　石菖蒲　吉梗　白芷各两

千金霜　桃仁霜　大戟　白芍　莪术　檳榔　胡椒

北細辛　萹草　巴豆霜　山豆根　桑皮　餘糧石

丁香　甘遂　葶藶　當歸各两　毛慈菇　降香

鬼箭羽　大棗　赤小豆各两　芫花　牛　紫苑　八斗

蜈蚣七條　斑蝥三十只去頭足翅　活石龍子三條連足尾全俗名四脚蛇即蜥蜴出浙江天竺山

江南焦山者佳一説
身上有红點者佳

糯米粉 五十兩

右药七十五味秤準各取淨末要生晒切勿見火將棗肉石臼中搗爛以糯米粉為糊和药搗極熟愈熟愈妙成錠潮重一錢三分燥足七分裝磁瓶勿洩氣合時擇端午七夕重九禁婦人雞犬僧道尼姑沖見如用金箔為衣尤妙

秘授霹靂丸

瘧之一症内經論之最詳其寒熱往来起自少陽張仲景有曰瘧病脉多弦〻數者多熱弦遲者多寒要不外少陽求治耳此丸半表半裏調榮衛之偏和陰陽之逆寒熱退而津液生矣用開水每服三錢

三陰瘧疾膏

古云無疾不成瘧陰陽不和則瘧作凡四日兩頭班謂之三陰瘧疾男婦老幼皆有之此在五更時于病未發將药放入臍中以膏貼之用煖手揉之百轉然後安睡至晨方食不可過飲茶湯發食宜忌孕婦亦忌服

神效嗃鼻散

風熱之氣流行天下强寔者能抵當之故不受而虚弱者染之故有頭暈目眩口吐水涎之病以致胃隔而唾如暑熱翳障皆是也此散嗃于鼻内能令熱氣散而翳障消藥力至而效見也

眼科 外科 諸膠 諸膏

丸散全集

徵

胡慶餘堂丸散膏丹目錄

眼科

羊肝丸
保瞳丸
慈硃丸
圓明膏

光明水眼藥
胡氏光明眼藥見補益門

進呈還睛丸

經曰五臟六腑之精皆上注于目則目能視者氣也目之所以能視者精也若心腎有虧則腎不藏精心不洞照以致腎水乾涸神光短少赤腫紅絲努肉羞明一切目視無光及昏黑倦視等症皆可服之能令損者補蔽者明誠還眼之靈藥也每清晨臨卧用開水服三錢切忌酒色氣惱助火諸件

白朮　白蒺藜　密蒙花　木賊草　羌活　兔絲子

葙子　防風各二兩　炙草兩

蜜丸

再造還明丸

血弱氣虛難以養心心火大旺則肝木寔故有兩目昏暗外成白翳則一點之瞳精不聚雖視物而亦不清也此丸能瀉肺肝之火并除肝經風熱則障翳退而目中惡血自散其應驗之神如日月之還明而再造之慶可得而言也每早晚用滾湯送服三錢

明目地黄丸

大凡眼痛昏花細小沉陷名曰內障若肝腎兩虧水不養陰虛症也故有隱澁羞明之病經曰目得血而能視又曰氣旺則能生血凡不能養血不能補氣皆謂之虛症今製此丸則血得養而氣自旺肝風散而腎自補每用淡鹽湯送服三錢

生地　熟地　菊花　杏仁　川斛　牛膝
防風　枳殼

杞菊地黄丸

凡眼赤腫痛者多由腎經虧損真水不足以致久視昏暗迎風多淚怕日合眶昏虚火上攻陰虧之症也此丸服之則補血養精陰足腎固而火熄矣亦治目疾之靈丹也每用淡鹽湯送服三錢

六味丸料加杞子　菊花

明目上清丸

凡患目疾每有挾痰挾溼咳嗽喉癬其原由于陰虛肝火致動則上升于目風熱上障翳膜不清昏如雲霧頭暈目眩多淚作痛倒睫拳毛凡一切目疾俱可服此是丸升陽散風和肝養血洗心清火氣自補而腎自潤也所忌酒色發食等件而目疾愈矣

石斛夜光丸

凡人之目雖為肝竅而臟腑之精氣皆具于目而為之精若睛裏昏暗瞳子隐上青白是為內障則凡脾胃虛肝腎虧者皆精華之氣失所司不能歸明于目也漸至昏花不明視物難辨又或勞役所致損其血脈故陽虛陰弱之病皆屬目為是丸藥味甚衆製法講究空心每用淡鹽湯送服三錢即夜觀細書而亦光明者其效見也

麦冬　防風　人參　生地　草决明　天冬

川連　熟地　茯苓　杏仁　五味子　犀角　炙草

金石斛　茯苓　青葙子　川芎　羚羊角　枳壳各等

杏仁　杞子　山药　白蒺藜　菟丝子　菊花

牛膝各半

右为末蜜丸

明目蒺藜丸

蒺藜之性甘溫能治風明目補腎凡有腰痛泄精虛損勞乏者皆宜服之最為有效汪訒菴有云蒺藜乃目蒙要藥此言諒不謬也

白蒺藜 雞子清拌糊為丸

眼痛滋陰丸

風熱鬱于內肝火攻于上故目赤而腫痛瞳散而不聚則必神光昏暗視物昏花此肝腎兩虧之症也若羞明怕日痛甚難開者是其餘緒此丸養血瀉肝散火滋腎陰盛而腫自退即滋陰止痛之妙劑也每用滚水送服六十丸

洗眼碧玉丸

大凡患目疾者初起時多赤腫漸而痛甚難開畏風畏日隱澁多淚胬肉遮睛此肝虛之症也宜養心靜氣然後將此丸融化如泥用絹隔葯一日間洗至三五次每一丸可洗一日並能忌煩惱酒色等件則止痛散肝效斯應也

點睛還明膏

衍義曰人心主血肝藏血目受血故一點青瑩精華內聚而能視也今人視物不明者內障生翳遮蔽瞳睛或目昏多淚或目赤腫痛皆可用此丸初點頗痛再點漸愈若臨卧點尤妙

地芝丸

書曰視遠惟明謂其遠近能視也今有能遠視不能近視者其病在腎虧王海藏曰目能遠視責其有火不能近視責其無水其法宜補腎為要此丸涼血生血潤肺滋腎寬腸去滯降火除風每服三錢用清茶送者欲火熱之下降用酒送者欲藥力之上行對症發藥效斯見也

生地　天冬　枳殼　菊花

蜜丸

萬應撥雲膏

風火上攻風邪外感由外風以觸内風故迎風多淚怕日羞明然後翳障漸生遮睛昏視甚至赤腫作痛難以開視此膏用灯心常點眼角神效異常

扶桑丸 一名桑麻丸

桑葉乃手足陽明之藥集簡方治風眼下淚普濟方治赤眼澁痛昔武勝軍宋仲孚治两目青盲誠屢試有驗也今製此丸治風濕与髮不長者亦可兼療頗著神妙每服五錢早用淡鹽湯送晚用溫酒送至老能使目光不壞

桑葉　黑芝麻

鵝毛管眼藥

賽空青眼药

大凡事煩勞頓日夜無暇者其心火必上攻以致兩目赤腫痛甚難開或如鍼刺者有之或時多流淚者有之又有內障生翳多視昏花者俱可將此藥用清水融化點眼角內仰面合眼半時辰重則數次輕則一次大有神效

川連　木通　青皮　石膏　防風　木賊各半　荊芥

龍膽草　連翹　羌活　菊花各七分　牛蒡　知母

天冬　天麻　葶藶　赤石脂　川貝母　五味子

白芷　白蒺藜　赤芍　決明子　夜明砂　白芍

遠志　菖蒲　密蒙　上薄荷　蘄艾　槐花
元參　麦冬　桑白皮　蟬衣　青葙各五分　胡麻
石決明　蔓荊子各五分　檳榔　元明粉　細辛　獨活
大楓子　車前子　白附子　黄芩　生地　鑽地風
前胡　川椿　桔梗　藁本　黑山梔　柴胡　川芎
大黄各八分　當歸八分　水煮濃汁去渣收老再加
蘆甘石两　西黄五分　冰片半　熊胆分
右各研細末同煎膏搗和作成條子晒乾用

羊肝丸

倪仲賢曰目為心竅又為肝竅心火妄行不制則腎水受傷百脈沸騰即注于目四府一衰邪火乘之亦注于目目疾內障皆陰弱不能配故也今製此丸先散目中惡血而後平肝去障散熱退翳氣血補而腎水自生用羊肝者能引諸藥入肝以成功也早晚用滾水送服三錢

夜明砂　蟬衣　木賊

羊肝[redacted]一具打和為丸

光明水眼藥

凡外感風濕兩目赤腫作癢多淚畏日羞明鼻塞腦痠以及新久風火時眼等症每取少許點入眼角合眼靜坐半時立可見愈

爐甘石 一兩 荸薺粉 一兩 硃砂 一兩 蕤仁霜 二錢 月石 二錢

海螵蛸 二錢 麝香 五分 冰片 一錢五

黃連膏 白蜜調勻

一方

甘石 一兩 麝香 五分 石砂 五分 冰片 壹 海螵蛸 五分 野荸薺粉 一兩

用白蜜調和錫盒裝之

保瞳丸

大凡肝血少腎水衰者皆虛症也其眼或有雲朦糊視内外障翳瞳人散大劉昌世傳曰陰虛火動七情六淫種種目疾俱可服此是丸能令潤肝補腎瀉火清金然後滯氣破障翳退而瞳可保能久服之即至老而夜可觀細書者此效見也每用一丸滚水服

慈硃丸

凡人真精損心血虛者皆由心腎兩虧以致兩目昏花李時珍師東垣治目法曰慈石能養腎使神水不外移辰硃能養血使邪火不上侵製方者獨能窺造化之奧也本堂虔製按法使天下人眼目光明即百歲可讀細書亦深体孫真人製方之意也空心用飯湯每服二十丸

飛砂一两　磁石二两　六神麯二两

即以神麯打糊為丸

圓明膏

身體虛弱者用心不可過勞嗜物要宜節制乃勞心太過飲食不節以致心腎有虧上攻于目甚至障翳頓生瞳睛散失其由從外感來也是丸先發表以散其邪而後肝火清肝血養瞳精聚而中氣補也急宜勤點應如神

胡慶餘堂丸散膏丹目錄

外科門

正骨紫金丹
千金不易丹
觀音救苦膏
萬應保安膏
秘傳千搥膏
萬應頭風膏
清涇紫金膏
大楓子油
離宮錠子

蘆薈丸
傷科七厘散
傷科八厘散
吹耳紅棉散
兩頰生香散
潤肌一光散
神效癩頭藥
一掃光瘡藥
硇砂膏

坎宮錠子 牙疼一粒笑

神效癬藥

外科

梅花點舌丹

夫疔瘡發生迅速間生死攸関其勢最捷此至險之危症也其初發也一點小紅痒痛非常霎時間肢体麻木重則寒熱交作頭暈目眩心躁惱煩語言昏憒其多生于口唇手掌指節間者則屬心經若生于手足腰脇筋骨者則屬肝經生于口角腮顴眼胞及上下太陽正面者則屬脾經或初生白泡頂硬根突痒痛驟然易腐易陷咳吐膿痰者屬肺經或生耳竅胸腹腰腎軟肉間者屬腎經此相應五

職之症也今製此丹無論發于何處俱可送服或有癰疽瘡癤腫毒等症亦可服未成者即散已成者咬頭出膿溫酒送之每服一二丸蓋被取汗自有灵驗名梅點花舌者如梅花一點取效神也

珍珠　麝香　真熊胆各六分　苦葶藶　牛黃　雄黃

乳香　沒藥　月石　蟾酥　辰砂　血竭各半　冰片

沉香各五　白梅花瓣五下

即以人乳化蟾酥為丸金箔為衣

外科蟾酥丸

疔瘡之症外而發于頭面肢体間者即内而應于五藏點舌丹中已詳言之又有紅線疔者起于手掌指節間初起似小瘡漸露紅綫上攻手膊常能壞人用針于紅絲盡處挑斷出血尋至初起紅頭挑破用蟾酥條插入膏蓋之立愈以上發五藏諸症每服三粒以葱白五寸搗爛如泥將藥裹于葱内用黄酒一鍾炖熱送下如瘡在下部者空心服瘡在上部者食前服蓋被取汗爲度並敷患處重則再服消腫如神誠起死回生之寶藥也

蟾酥 雄黄各半 麝香 寒水石 辰砂 乳香
胆礬 没药 輕粉 枯礬 銅綠各半 蝸牛廿一个
端午日於净室中先將蝸牛研爛令蟾酥研勻再
入各药末打極勻如菉豆大 修合時忌婦人及雞犬
汚穢等物見之

立馬回疔丹

疔瘡初起或已用鍼刺或悮灸失治又或挖碎破爛以致瘡毒頃刻潰爛此疔走黄險惡症也急用此丹插入膏内蓋之立效如神

蟾酥 硇砂 輕粉 白丁香各一錢 麻雀屎 麝香 腰黄

辰砂各三錢 乳香六錢 蜈蚣一條 金頂砒五分

麪糊爲黍米大晒乾勿洩氣

神效嚟峒丸

癰疽發背之症治法頗多而丹丸不一今製此丸不但治癰疽發背神驗即馬刀瘰癧乳巖瘡癤肺腸癰毒以及蛇蝎百毒衆惡犬馬之類兵器杖傷跌打損傷輕服一丸重服二丸並用茶汁磨濃敷于患處留頭功效甚神屢試屢驗如飲食中毒并山嵐癘疫等症無不立效倘遇喪家勞尸預備少許用酒調搽于耳鼻孔内斷不沾染孕婦宜忌

犀黃　麝香　冰片各二錢　大黃　參三七　天竺黃

兒茶　血竭　乳香　沒藥　藤黃各一兩 隔水蒸用黑山羊血拌曬

真阿魏 雄黄各两 山羊血半 琥珀半
蜜丸重六分

擦面玉容丸

面生雀斑乃腎水有虧不能榮華于上故火滯結而生斑無論男婦皆有之其外以玉容丸早晚搽洗内當服六味地黄丸以滋其水久服可全愈也

外科 飛龍奪命丹

疔毒癰疽惡瘡初發或腫而黑陷毒氣內攻無經不至者宜服是丸取其汗吐瀉三法能通十二經之厲劑每服十丸或十四丸量人虛實好酒送下瘡在上部者食後服瘡在下部者食前服忌油膩魚肉葷辛生冷等物

寒水石 雄精 輕粉 銅綠 乳香 膽礬各一錢

蜈蚣二條 蚕砂二錢 蟾酥錢 血竭錢 麝香五分 蝸牛廿个

燒酒化蟾酥合蝸牛打和為丸

琥珀蠟礬丸

疔瘡癰疽發背已成未膿之際恐毒氣不能外出必致內攻豫服此丸護膜護心亦且解毒保元每用滚水送服下

琥珀錢 黃蠟錢 白礬錢二 雄精錢三 辰砂木 白蜜下

即以蠟蜜為丸辰砂為衣

治毒紫霞丹

凡癰疽發背以及無名腫毒或已成無膿或瘀肉不腐者當外敷內服以散其瘀此丹能令無膿者有膿不腐爛者自腐不穿潰者自破作膿解毒去瘀生新內用好黃酒化服外用濃茶汁磨塗其灵驗如神並治跌打損傷亦神妙

犀黃　冰片　麝香各一錢　血竭　雄黃　兒茶　竺黃各六錢

乳香各三七　沒藥　大黃　藤黃各五分　阿魏二錢

金箔十張　蜜丸如蚕豆　金箔為衣

内消瘰癧丸

夫瘰癧者有風毒熱毒氣毒之異又有溼癧筋癧痰癧之殊風毒者外受風寒伏于經絡先寒後熱結核浮腫熱毒者天時亢熱或食膏粱厚味結釀而成色紅微熱結核堅腫氣毒者四時殺厲之氣感冒而成生于耳項胸腋驟成腫塊令人寒熱頭眩項强作痛形小者為瘰形大者為癧當分經絡若生于項前為痰瘰項之左右兩側堅硬筋縮者為筋癧若連綿如貫珠者即為瘰癧形長如蛤蜊色赤而堅痛甚而腫其勢甚猛為馬刀瘰癧又有子母癧重臺

瘰蛇盤癧鎖項癧在左耳根者為蜂窩癧右耳根者為惠袋癧形名各異不可枚舉總不外痰濕風熱氣毒而成然必恚怒忿鬱憂謀不遂所致也以上諸癧推之移動者為無根屬陽推之不移動為有根屬陰其陽者當初起時豈發暴腫色紅皮熱宜寒涼之其陰者漫腫疼痛皮色如常日久將潰皮色透紅微熱痛甚宜溫煖之療治家急宜辨其虛實投以溫涼無不神效收功也倘屬陰者誤犯寒涼斷難奏效急宜明辨之此丸治氣癧之症每服四五錢滾水送下真灵騐也

陳皮 冬术 半夏 炙枳殼 川芎 柴胡 茯苓

當歸 建麯 吉梗 香附 白芍 黄芩各五

甘草 藿香 白芷各半

姜汁泛丸

救苦勝靈丹

此治瘰癧馬刀類癭等症或從耳下或耳後下頸至肩或入缺盆中皆手足少陽經及足陽明經有受心脾之邪而作東垣醫士立此法將合三症而治之亦嘉惠後人無窮之心也服之收斂奏功無不甚速

元門紫金丹

瘩疽發背初起時宜預為調治以散其毒今製此丹當未成時服之即能散癖已成時服之即能潰爛生肌去瘀誠妙丹也對症調濟用黄酒送下凡一切無名腫毒俱可服此無不立效

散毒萬靈丹

此方載在諸風癱瘓門今列之外科門者能發瘡毒凡疔瘡癧疽對口發頤瀝痰流注以及骨陰疽鶴膝風等症服之俱應效每服一二丸葱白湯送下查此藥性能散毒並能順氣搜風通行經絡服後宜避風食稀粥切忌房事冷物諸件孕婦忌服

茅朮八兩 石斛 當歸 川芎 全蝎 天麻 炙草

荊芥 細辛 草烏 川烏 腰黃 防風 麻黃

生烏頭各一兩 蜜丸辰砂為衣每丸重二錢

蠟礬丸

凡癰疽二毒由心而生有陰陽之分陽盛者初起焮腫色赤疼痛易潰易斂順而易治也陰盛者色黯不紅塌陷不腫木梗不疼難潰難斂逆而難治也半陰半陽者漫腫不高微痛不甚微焮不熱色不甚紅症甚危險若能隨症施治不失其宜則轉險為安否則危矣患此者五善為順七惡為逆療病者當于臨症時詳察脉色宜溫者溫之涼者涼之補者補之汗者汗之攻者攻之庶有濟也此雖外症然必察脉內託辨其陰陽虛實寒熱表裏治外兼治內治

法斯得矣是丸凡一切癰疽瘡毒初起時須服二錢蜜湯送下日進三次能護膜託裏使毒不攻心最神驗也或有毒蟲蛇犬等傷用開水服二錢立效

黄蠟一兩　白礬一兩

蠟溶化候冷入礬末和丸

正骨紫金丹

跌仆受傷大有輕重然輕重之中亦有不同者乃受傷者無論皮肉有無損破而瘀血之流注藏府者先凝滯不行是以周身麻木風溼相感宜用此丹每服三錢黄酒送下驗可立見

蘆薈丸

凡疳積氣盛者肝火上攻以致牙齦牙縫血出如湧口臭牙堅或牙根腐爛每服三丸米飲湯送下外用小薊散擦牙竹茹湯漱口其效如神

千金不易丹

夫痔有牝牡虫血之異名，其實由大腸積熱所致。然論其始，半由醉飽入房，厚味發熱，以致溼熱風燥流注肛門，為腫為瘡。此丹以涼血為主，行氣寬腸，清熱利溼，則三虫五痔可治矣。或形如雞管，時痛時痒者，用田螺水調敷患處，無不立效。

傷科七厘散

凡跌打者有未破已破之分有亡血瘀血之異或從高墜下或杖棍受傷俱有瘀血流注臟府或沉昏不醒大小秘結肚腹膨脹惡心乾嘔徧身腫痛急用此散調服一錢黄酒燒酒任送然後再服湯葯

觀音救苦膏

觀音大士憫世人之苦難也嘗示經咒令人誠心日誦普渡超昇唐天師葉真人亦有救世苦心緣求於　大士曰世人受苦既誦經救之今疾病纏身受難極矣祈賜良藥以救之于是予以良方應三十六天罡攻之于外又以菩提水一盃應之于內則萬病皆治矣方書載葉真人奉命救苦故以此膏普傳于世本堂創業新基擇地建廠齋戒沐浴秘製誠心選三十六味之良葯以應三十六數之天罡用西湖之淨水取其潔也仗　大士之佛力矢以誠也

資本不惜售價酌廉世人用之則百病却百体健矣倘遇危病急症則將膏内之葯細蜜為丸如菉豆大每服七粒開水送下卑弱者不宜服

傷科八厘散

凡跌打損壓墜馬傷以及兵刃仗棍傷者骨節筋絡瘀血
積滯用好酒服八厘小兒三厘便能開口此方保異人傳
授有歌曰千金世上難尋止疼止痛如神接骨續筋立應
不問外感最靈那管内傷冷疔八厘一服保安須臾便
得活命服此可見應驗如神

萬應保安膏

癰疽發背之毒對口疾核流注之瘡皆有内託之藥與丹丸惟患處宜用此膏貼之并一切寒溼疼痛遺精帶下俱可用此如有雜症按穴貼之大有奇功屢試屢驗

吹耳紅棉散

凡耳內流膿腫痛不已此係三焦肝風虛火妄動以致閉塞生膿惹由氣滞故也宜先消腫止痛服此散者先用綿枲沁盡耳內膿水後將綿枲染藥送入耳底然後自愈小兒胎熱胎風亦可治

秘傳千搥膏

大凡瘡瘍疔毒癰疽瘰癧臁瘡癩癬以及無名腫毒於初起時熱毒漸發即將此膏貼在患處解毒拔根不至有潰爛之虞功效甚神毋輕視之

兩頰生香散

胃經虚火上攻口必臭而難聞宜清胃承氣而虚火降此

藥服之則胃火息而氣自舒口不臭而頰香矣

萬應頭風膏

凡偏正頭痛者其病由外感來也或惡風所感寒溼相侵心虛毛竅冒於外而入於內故頭有偏正之痛宜將此膏貼于患處其止痛之效如神

肉桂　丁香　白芷　細辛　麝香

等分為末擦膏藥上貼之

潤肌一光散

面上有黃點黑點無數名曰雀斑悉由火鬱經絡之血風邪外搏發于面上致成斑點或痱風燥痒或酒刺粉刺以致肌膚不潤凡一切垢滯內發者俱可用此早晚用少許水調手心濃擦良久以溫水洗面能久久擦之斑點俱退光潤可觀矣

清溼紫金膏

凡脚有溼滯其平日或受山嵐瘴氣或常在汙溼之地以致紅腫痛癢難忍須臾抓破者有之潰爛者有之或每年一發或日久不愈此膏貼之立愈

神效癩頭藥

頭生白痂小如豆大如錢俗名錢癬又名肥瘡多生小兒頭上日久蔓成片髮焦禿落即成禿瘡又名癩頭瘡是由胃經積熱生風而成抓痒皮破多出黄水如膿將髮剃過用陳菜油調敷頭上倘有瘡用米泔水洗淨揩燥真麻油調敷數次立愈

大楓子油

大凡風癬疥癩楊梅惡瘡其毒受于平日而發之一朝今製此油無論疥癬梅毒即風火諸癩亦可治之李時珍曰大楓子油有殺虫刼毒之功不信然哉

一掃光瘡药

凡人身生瘡毒藏府内成瘢瘕以及痞塊癬癩等症或痛痒抓破成塊或漫大如疥皆内有虫為之也此药無論其瘡年遠日久可用豬油調搽立驗

川椒一钱　蛇床一钱　硫黄五分　洋樟一钱　輕粉三分　月石三分　杏仁一钱
红砒三分　竹箬底一钱

離宮錠子

疔瘡腫毒其初起時不覺其痛皮肉不變驟腫無頭急用此錠將清水磨濃調敷其效甚神

血竭 胆礬 蟾酥各三錢 辰砂二錢 麝香三分 陳墨一兩

涼水調成錠

硇砂膏

凡瘰疬發背惡瘡以及無名腫毒于初起時膿未作成頭

將此膏貼在患處即消已潰能化膿若脚甲未剪侵擠好

肉疼痛者並治亦效

象皮　川山甲各四兩　兒茶　血竭各五　硇砂兩半　血餘兩半

生山梔八十个　鉛粉十兩

用麻油先將象皮山甲生梔血餘熬至滴水成珠再

將血竭兒茶硇砂研細末合鉛粉拌入再熬收成膏

其麻油先用桑柳槐桃杏枝各兩熬枯去渣待用

坎宮錠子

凡熱腫瘡毒宜用清涼之葯亦一定之理也其患處焮赤紅腫必非陰症此錠配清涼之味凡五種痔瘡用涼水磨濃搽之其效甚捷

陳京墨 一兩　胡連　熊胆　兒茶 各三錢　麝香 五分　冰片 七分

牛黃 三分

用豬胆汁為君加入生薑汁大黃汁醋少許同拌和成錠用涼水磨塗

牙疼一粒笑

牙痛不外風火虫三項又有虛寔之分虛火其痛甚緩日輕夜重實火痛不可忍風痛々且腫呵風亦痛虫痛者發在一處痛甚叫號亦有虛痛在一處者即將此藥塞于患處用此一丸即可止痛消腫如虛火牙壯年服八味丸老人服還少丹

五靈脂　蟾酥各五分　麝香三分

米糊丸

神效癬藥

頑癬乃風熱溼虫所致大小不一燥溼不同風癬如雲朵抓之即起白屑溼癬如虫形抓之則有汗出頑癬抓之則全然不痛牛皮癬如牛項之皮頑硬且堅抓之如朽木馬皮癬微痒白點相連狗皮癬白斑相簇此等皆由血燥風毒尅于脾肺二經每日用鵞翎搽敷七次即愈內托用消風散加浮萍一兩葱豉作引取汗發散真神效也

紫荊皮　梧柳　土荊皮　大楓子油各一兩　白鮮皮

白芨　當歸各一兩半　木鼈　杏仁　川椒各一兩　紅枕木

洋樟末 斑毛 三末

用燒酒浸一月為錠水磨用

胡慶餘堂丸散膏丹全集

杜煎目録

杜煎諸膠

全副虎骨膠

按虎骨膠專為老年血不養筋之要藥也老年氣血就衰筋力日頹不復振矣虎之强悍雖死不仆故補益之義取諸此其能壯筋骨益氣血息内風止疼痛者亦以此為勝焉若外受風寒溼之病切不可服﹝服﹞之難以救治若少年弱婦服之難產亦宜忌之

虎為金獸百獸之長也一縱數百里一嘯風自生猛鷙雄健非凡獸比有陽出陰藏之象焉故能治風疾凡筋骨衰

頑脚脛無力風病攣急屈伸不得走疰骨節風毒癱瘓驚癇諸病服之強健誠補血益氣之要藥也久服延年

鹿腎膠

鹿爲陽獸而其腎乃至陰氣味甘平能安五藏壯陽氣凡腎虚耳聾者即以此膠煮粥煮羹食之頗佳兼治婦人血虚帶淋腰膝痠痛不能受孕者与黑驢皮膠攙入服之更妙

四腿虎骨膠

夫虎之一身筋節氣力皆在于四脛故能追風定痛凡有腰脚不遂臂脛疼痛驚悸健忘風痛邪氣殺鬼疰毒休息痢疾痔漏脱肛服之咸宜

黄明膠

牛屬土得中正之氣其色黄明故牛皮膠曰黄明膠氣味甘平脾虚補之最宜凡肺痿吐血衄血不止欬嗽不瘥女子胎動下血風溼走注及一切癰疽腫毒活血止痛潤燥利腸服無不宜功效大矣

純黑驢皮膠

按黑驢皮膠即阿膠也以阿井之水入黑驢皮煎煉成膠東阿井在山東兖州府陽穀縣東北即古東阿縣此清濟之水伏行地中歷千里而發于此是以為佳今井官禁難以取汲售者多偽目珠難辨渊自杭地臨平界有寶幢井前有以此水煎此膠今填平多年久無此水諸家俱書寶幢水煎亦虛名耳然西湖佛地也靈隱天竺諸山　大士現身其水至潔如菩提水也本堂之廠設立西湖之傍精選純黑驢皮繫于西湖漂浸数天至

净為度然後汲水煎成勝於河泉是以可貴用特表之

以告四方之

高明者

内經云驢皮煎膠能入心補血入肺補氣入脾補陰凡婦女心包之血不能散行經脉下入于腹則為崩墜勞極氣虛皮毛洒々如瘧狀之先寒脾為後天生血之本虛則陰血内枯腹腰空痛四肢痠疼以上諸症皆能治之且血得脾以統所以治下血之功胎以血為養所以有安胎之效血足氣亦充是以輕身而益氣也

霞天膠

丹溪倒倉論曰腸胃為積穀之室受物運化氣運之也或七情五味有傷中宮則痰停血積互相糾纏或發為癱瘓為勞瘵為蠱脹中宮愆和非此膠治之不為功此方出自西域異人所授其法用牛取其補脾胃也當臘月八日或戊己日用未交感之小牛宰之去其毛血全身煮熬精工秘製而膠乃成夫牛丑也脾胃屬土服之則中土敦厚而健乾無疆雲霧全消而霞光生色寔保後天之聖藥也補益之法不甚奇哉故名曰霞天膠

龜鹿二仙膠

天下最灵多壽而得仙者惟龜与鹿耳龜屬陰其首常藏向腹通任脉故補心補腎補血皆以養陰也鹿屬陽其鼻常反向尾通督脉故補命補精補氣皆以養陽也前輩諸名家究物理之元微盡神工之能事觀龜鹿之所主治自可心解而力行今合二仙煎熬成膏凡諸虚百損者服之延年功效神矣

龜版五斤　鹿角十斤

並熬成膠　一方加杞子二斤　人參五斤

鹿角膠

按蘇髯翁良方云鹿陽獸見陰而角解麋陰獸見陽而角解故補陽以鹿角為勝補陰以麋角為勝其功用有如此者本堂自運關角剔選至精凡有枯角雙角以及一切雜角概不入藥而我　主人利物濟人之心可覘

熊氏禮記疏云鹿是山獸追夏至陰生而解角取陽退之義為其性淫其壽長取角熬膠能補男子傷中勞絕腰痛羸瘦腎氣虛冷補中益氣婦人血閉無子止痛安胎服之則壯陽健骨補血添精陰生宮煖血海充盈故輕身延年

龜版膠

龜之為物至靈而多壽靈可供卜壽至千年故其甲名敗龜版以此入藥大有補陰之功常居水中禀北方之氣以生故能補陰治血治勞也凡有陰虛血弱寒熱傷勞癥瘕瘰癧五痔溼痺以及婦児一切虛勞風瘡服之最宜夫龜通任脉降龍雷之火而益金水之功者即此物也

虎頭膠

李時珍曰虎骨俱可用惟隨病取之耳如手足無力當用脛骨腰背諸風當用脊骨而頭乃一嘯而風生振動而有

威追風定痛健骨峻厲者在此頭也凡辟邪痓治驚癇祛頭風療瘡疽煎熬成膠取而服之應效之神難以盡述

麋角膠

李時珍曰麋鹿屬也追冬至一陽生而觧角取陰退之象為班孟堅曰麋性淫迷氣味甘熱故能補陰血療風氣凡一切腰膝不仁血虛筋疼者皆可補益可知麋以陰為体久服常生其功不甚偉哉

鱉甲膠

鱉甲乃厥陰肝經血分之藥也葯性言治勞瘦骨熱故虛

勞之症多用之夫鼈之色青所主治者瘧勞寒熱痃瘕驚
癇經水癥腫陰虛陰瘡皆厥陰血分病也服之而補陰補
氣消毒益血凡一切陰虧之症無不咸宜久服輕身功效
神也

毛角膠

鹿之一身俱有益於人而毛角与茸比之特稍長耳通督
脉之陽故能補精益髓添血壯陽凡男子一切虛損女子
崩中漏血帶淋赤白者空心酒服則補腎壯陽煖宮滋血
功莫大焉

胡慶餘堂丸散膏丹全集

諸膏目錄

玫瑰膏

各種膏滋

潞南上黨參膏

古無黨參之名按别録曰人參產上黨山谷即今山西潞州也形長而黄潤寔而甘以鳳党鮎黨所出比之惟上党為最勝今之所謂潞黨參即古之所謂人參也本堂自運潞上黨參煉熬成膏服之理脾胃瀉陰火補五臟安心神具陽生陰長之功得敷布精微之妙其功不甚偉哉

真綿上黄芪膏

黄芪出山西沁州綿上者為良氣味甘温能令人肥稟少

陽之氣入胆与三焦稟太陰之味入肺与脾並治癰疽久敗瘡排膿止痛大風癩疾五痔鼠瘻補虛小兒百病本堂自辦綿上黄芪真正至美今製熬成膏為久病補虛之聖藥也

金釵石斛膏

石斛生於石上味甘色黄狀如金釵之股故有是名凡有風寒溼之病而脾先受之則陰虛傷中痹弱氣喘者此膏服之能補脾清肺虛勞自復强健自生精神足則陰氣之精華自儲腸胃受益所謂運行土氣而諸病愈也

天麥二冬膏

天門冬氣味苦平稟寒水之氣而上通於天麥門冬氣味甘平稟水精而上通陽明一本横生根顆連絡經脉周通皆稟少陰水精之氣故能開轉闔藏而上達也今合二冬製熬成膏消痰順肺生脉清心真妙劑也久久服之則腎固氣平休健輕身不老不飢之效可見矣

天冬　麥冬

臞仙瓊玉膏

肺大盛則欬嗽脾有溼則痰生今津液枯燥有声無痰是爲乾咳原其病實不由脾而生是膏滋陰生水而火自有

制補土生金而反燥為潤然後益其肺氣以瀉火清其肺熱以生津所謂金旺生而水火平而燥退也

生地四斤　党參六兩　茯苓十兩　白蜜二斤　收膏

一方加沉香兩　琥珀兩

枇杷葉膏

枇杷葉氣薄味厚陽中之陰也能清肺和胃嗽熱降氣時珍治火降痰渴逆除而嘔欬止下氣有功則肺胃之病可消誠清肺之良藥也

夏枯草膏

夏枯草氣味苦辛寒禀純陽之氣得陰則枯故名之此膏
能治寒熱瘰癧鼠瘻頭瘡破癥瘕散結毒脚腫溼痹目珠
疼痛等病爲補厥陰血脉之聖藥也每用清茶送服錢半
試驗極效

金櫻子膏

金櫻子氣味酸濇能通經絡隧道以暢其平和今煎熬成
膏凡有脾洩下痢遺精泄氣者服之則補腎益精治血駐
顔取其温且濇也令人耐寒輕身功效乃神矣

代參膏

脾為肺母氣為水母肺者氣之本李東垣曰脾胃虛者悉由飲食勞倦心火亢甚之故致使土位有乖而肺氣先絕則自汗上喘之病生矣此膏潤肺以和中補脾以益氣然後和血養陰而元氣自復功效如是誠可代人參矣

党參八兩　玉竹兩　黃芪八兩　龍眼肉兩

一方加杞子　麥冬　冬朮　歸身各兩

兩儀膏

一陰一陽之為道若消長失常盛衰遞伏則不得其道如人身然心血虛則精神恍惚驚悸健忘體倦食少此脾虛

不能攝血致血妄行而兩儀忒矣是膏定心神鎮驚悸大補氣血可謂具陽生陰長之功者兩儀自生是之謂兩儀膏

党参　熟地

桑椹膏

桑乃箕星之精其椹能利關節鎮心神歌曰扶桑扶桑高入雲海東日出氣氤氳滄海變田幾億載此樹遺根今尚存結子如丹忽如漆綠葉英英翠可捫真人採竊天地氣留與紅霞共吐吞濯磨入鼎即靈藥芝朮區區未可群餐

松已有入仙去我今朝夕從此君可知採此熬膏則發熱口渴者服之能固腎水生精神烏髭髮益聰明久々服之可保長生

益母膏

益母草即綱目茺蔚是也其氣微温其味甘辛主治活血行氣陰中之陽手足厥陰經藥也凡婦女經脉不調一切胎産氣血諸病服之最效大有補陰之功並治折傷内損瘀血積滯天陰則痛等症又能治風益心力久服輕身明目益精補血妙品也

豨薟膏

豨薟一名豬膏母九蒸九晒可補人去痺今熬膏送服不特搜風散溼而且健脾胃强筋骨又為中風挾溼之要葯也故唐時成訥有進豨薟表而宋時張詠又有進豨薟表云其草頗類蒼耳臣喫百服眼目清明即至千服髭鬚烏黑筋力輕健效驗多端比之餌松含栢獲效有何異哉

雪梨膏

雪梨即乳梨也稱為上品療病最佳較之別種梨菓惟此為勝時珍曰可治風熱潤肺涼心消痰降火解毒若傷寒

發熱火症失音者服之立效益人非淺一士人狀若有痰厥々無聊遇茅山道士云日食一梨後病果愈今製熬成膏其功豈有異哉

玫瑰膏

玫瑰花足厥陰足陽明藥也綱目雖未載而世人療病甚廣故熬膏可治肝胃二經之病凡有肝未平則平之胃未煖則煖之養血補陰功效立見

脾胃泄瀉　飲食氣滯　痰飲欬嗽　各種花露

各種油酒

丸散全集　羽

胡慶餘堂丸散膏丹目錄

脾胃泄瀉門

神效虎肚丸
脾約麻仁丸
七味荳蔻丸
無比山藥丸
丁香爛飯丸
蔘苓白朮散
虔製霞天麯
白雪糕
八珍糕

仲景吳茱萸丸
直指香連丸
橘半枳朮丸
止痛良附丸
沉香至珍丸
黑地黃丸
壽脾煎丸
大温中湯丸

補陽四君丸 四君子丸

中氣衰者邪氣奪而中之元陽所以不振也乃虛弱者肌瘦面黄皮緊毛落則脾為之衰肺為之損而飲食不思矣是丸能健脾益肺邪去而元復神所謂四美而元陽補矣

每用開水送服三錢

人參 白术 茯苓各兩 甘草一兩

小溫丸

益氣六君丸 六君子丸

脾胃所以營衛也衛氣冲則脾胃和食旨是以甘爲今製此丸專治陽虛氣弱飲食無味痰喘腹脹大便溏泄等症服之而益氣助胃有益于人世者不少每開水送服三四錢

四君子丸料加陳皮 姜半夏各兩

水泛丸

香砂六君丸

中焦自胃管至臍所以貫通上下焦為真元一氣所流行也乃胃不和者邪氣阻之而濕滞為則胸中滿悶食難運化嘔噁腹疼腸鳴泄瀉此丸能破滞氣化停食寬心胸和脾胃中焦運而三焦皆通空心每滚湯送服三錢

六君子丸料加木香　砂仁各八錢

水泛丸

金水六君丸

肺屬辛主散腎屬鹽主更金水兩虧則氣血不足而風邪即從此入矣或咳嗽痰喘諸虛百損年邁之人多患此症是丸能祛痰補氣回陽益胃之妙方也每服四錢或姜湯淡鹽湯任送

六君子丸料加熟地四兩　天冬二兩

濟生四神丸

命火衰不能生脾土故五更寅卯之交或夢遺或泄瀉因陽虛不能鍵閉又或時而泄瀉似痢非痢于夜必作或腰膝痠痛四肢厥冷腎虛脾壞陽氣所以不振也久服是丸宜淡鹽湯或米飲湯送服二錢此丸能補相火以通君火火盛乃能生土故有百脉回春之妙

補骨脂 四兩　肉豆蔻 二兩　五味 三兩　吳萸 一兩

姜煮棗一百枚將棗肉打和丸

東垣和中丸

氣分虧則中易鬱積乃人身体薄弱或氣逆痰嘔濕滯便瀉或紅白痢下呃逆脘痛等症旋至矣是丸能開鬱結調中藏順和胃則三焦無不通利每服二三錢淡鹽湯開水任送

人參　陳皮　乾姜　炙草各半　木香　白朮各兩半

蒸餅為丸

香砂平胃丸

凡人內傷油麦生冷諸物者風寒暑濕易感冒也然後邪滿于中痰飲痞膈食積腹脹諸病蜂起矣李東垣曰人之所最重者脾胃有胃氣者生無胃氣者死此論信然今製是丸則能和胃益脾消食化痰無論不服水土山嵐瘴氣皆可服之每開水送服三四錢

香砂枳术丸

脾胃以和為主凡宿食不化者胸必脹滿濕滯中焦嘔噁痰生腹痛泄瀉等症是丸能破滯氣消宿食散濕痰强飲食用此丸則在食遠臨睡時用開水送服三錢

木香　砂仁　枳實　白术

蒼朮健脾丸

脾下胃上血脉循環無有休息夫人自不養其身以致濕熱外感鬱結中傷成痞成膈諸病百出本堂秘製是丸能健脾養胃益氣和中凡大病初愈者亦可服此每用米飲湯送服二三錢

人參 白朮各一兩 枳實三兩 查肉一兩半 麥芽炒一兩 陳皮一兩

神麯糊丸

丁荳養脾丸

世人多患脾胃虚弱之症或老或幼總不離乎濕者近是乃飲食不節以致内停甚至吐嘔泄瀉身体畏冷胸悶虚飽脹膈不下便漕噯氣此丸加丁荳以養其脾胃而百病化矣每用開水送服三四錢

治溼平胃丸　平胃散

脾者卑也胃者稟也凡清濁之氣彚聚于此而卑入幽門令溼淫于内積滞不化以致痰膈嘔瀉及嵐瘴皆停積于中而病生焉是丸能除溼驅邪利氣補中致斯應矣用三錢開水服

蒼术　川朴　陳皮　甘草

治濁固本丸

精濁多由溼熱與痰其病在脾胃溼熱所乘若脾胃受傷溼熱內鬱使中氣清而不清則所輸皆濁邪火擾動心不得安故令遺滑則思想無窮入房太甚者多有此疾是丸瀉心腎之火以散留滯之氣利濕除痰和中補土所以腎自固而脾自強也每開用水送服三錢

川連二兩　川柏　茯苓　砂仁　製半夏　益智　豬苓各二兩

蓮鬚　炙草各三兩

金匱備急丸

大凡暑溼太過八脉俱閉仲景製此備急丸以拯救世人食停溼滞冷熱不調腹脹氣急疼痛欲绝及中惡客忤猝暴口噤等服此最效但此三味峻厲之藥非急莫施故曰備急每温水送服一丸氣實者倍服孕婦忌服

巴豆霜　大黄　乾薑

蜜丸

健脾資生丸

發榮滋長人身之樂乃男子中虧宜養之胃虛宜調之溼滯宜通利之便溏食積宜清化之又婦人妊娠嘔吐胃不和胎滑血不足小兒內熱便溏不思飲食嘔吐痰迷等症皆以健脾為主而資生之道得矣每服米湯開水送下忌生冷食

黨參　白朮　米仁各二兩　神麯　山查各二兩　麥芽　茯苓

芡實　山藥各兩半　藿香　炙草　桔梗各半　陳皮　扁豆

建蓮各二兩　澤瀉　川連　豆蔻各五錢

神效虎肚丸

正氣衰則相火旺脾胃每有難調之勢乃或反胃吐食噎嗝時形則腹脹泛痰而中氣虛勞甚或內風上沖大傷藏府此丸能扶正氣和脾胃神效異常壯歲每服五分幼年三分姜湯送服

虎肚一具 煆存性 平胃散料 一兩 和勻爲丸

仲景吳茱萸丸

肝氣上逆腹痛下痢悉由陽明寒嘔厥陰頭痛也理宜補土散寒以調藏府是丸能散寒温胃而諸病自消矣空心每用米飲湯送服二錢

吳萸　党參

姜棗湯爲丸

脾約麻仁丸

張仲景先生傷寒論言之最詳表裏洞識宜世人稱為醫祖今所製麻仁丸其尚為潤脾世有臟府不和津液偏滲于膀胱遂致大便秘結小便赤熱以及老年陰虧之症最宜服之每服二十丸滚湯送下一日三次漸加以和為度

麻仁　杏仁　赤芍　大黄　厚朴　只實

直指香連丸

凡濕熱下痢之症每因留飲癖食積而溼熱以致赤白相流膿血相雜則脾日久而日衰此丸能治痢化食去溼健脾則秘者開滯者舒矣空心每服一二錢或米飲湯竹葉湯任送

木香 半斤 川連 斤用吳萸斤仝炒去萸晒乾研用

水泛丸

七味荳蔻丸

積滯多則邪生滯注于下則成痢乃久痢不止者陰分必虛然積滯雖已通而虛邪未除此為久痢陰虛之症又有小兒痘後虛寒腹瀉是丸俱可服之每用滚湯送服二三錢則虛者實矣其神效如是

肉果　煨龍骨　訶子各壹兩　木香　砂仁各五錢　煅石脂

枯礬各七錢

神麯糊丸

橘半枳术丸

脾土溼則中虛中虛則藏府不能運行而痰飲生焉嘔吐起焉即痞滿而食少思焉此丸能補脾虛使氣足而痞乃化痰亦因之而自消也每用開水送服三錢

陳皮　製半夏　枳實　白术

無比山藥丸

氣血足向營衛有資脾胃所以不弱也凡形瘦体弱者飲食無味腰痠膝軟神疲志頹由脾胃虛損所致是丸能培元氣滋腎水健脾土益胃口靈驗無比洵不謬也每用開水送服三錢

熟地 澤瀉 山萸 巴戟 茯苓 赤石脂 牛膝各一兩 五味六兩

蓯蓉四兩 兔絲二兩 杜仲 山藥各一兩

蜜丸

止痛良附丸

心與胃相爲表裏其痛亦相連乃停食積滯者脹痛連亦胸腹或止而復痛或痛無已時此寒熱食積所致也今製是丸以良姜製附爲主是止痛之妙劑也每用米飲湯送服三錢

高良姜　製香附

丁香爛飯丸

胃者水穀氣血之海也凡人能節飲食是養生第一法自人貪婪之心生無論生冷麯食之油腥輒食之以致停積不化胃脘中傷則脾胃至于虛弱而百体疼痛是丸能通氣消寒其效甚神每開水送服二錢

丁香　木香　山稜　莪朮　蒼朮各五　砂仁　陳皮各三兩

益智　甘松各二錢　香附　半

蒸餅為丸

沈香至珍丸

不貪為寶古人養身法之也無論食息起居寒煖之際大都失之一貪耳今或內傷熱暑外受風寒則必徧身發熱皮毛寒聳此丸服之斯寒氣運而病自化矣每服十丸姜湯送之　治九種心痛一切肝胃兩脇脹滿等症

川連　莪朮　陳皮　檳榔　青皮　巴豆霜　烏梅各半

木香末　丁香末　沈香末

麪糊丸

參苓白朮散

凡氣虛下陷滑瀉不止者悉由便不鍵閉以致久瀉久痢嘔血呆食此脾胃虛弱所以有虛脹下瀉之症也是丸能利氣强脾上下焦通而百體受益矣其效如神每服三錢或姜棗湯米飲湯任送

党參　山藥　建蓮　扁豆各斤　白朮四斤　米仁　桔梗
茯苓各斤　砂仁　甘草各斤

黑地黃丸

資始于腎資生于胃氣血藉之以立基故曰先天之根在于腎後天之根在于脾也自人嗜慾過度則脾腎虛矣脾腎虛則必腰膝痠痛腸紅痔隆理宜先補脾腎為主也是丸補腎益脾而氣行血隨功效見矣每服米飲送下四錢

熟地一斤 五味子八兩炒黑 乾姜春冬一兩 秋七錢 夏五錢炒黑

茅术一斤米泔漂切片 麻油拌蒸炒

棗肉打和為丸

虔製霞天麯

夫人之飲食精氣藏于胃貫于脾營衛滋陰以養藏府者也世之脾胃虛弱者食不化則積氣不運則滯積滯則成疾而上下焦不通本堂主人普濟婆心諒所共鑒其虔誠秘製此麯則必逢五星聯璧之期衆仙煉丹之日供齋祈禱默咒慈悲願天施長春不老之丹布丹造回生之藥盡入于麯中使服此麯者健脾和胃而元氣固矣豈僅充乎四體已耶先自試之功效洵不虛也

半夏麯一斤研細　霞天膠二兩　烊化打成塊

壽脾煎丸

中氣充足壽元長脾胃調和無傷殘童顔白髮氣旺脾強是其證也今有大便脱血神昏不振以致中藏虧陷婦人赤白帶下則脾胃冷實不消矣是丸能盪其積祛其寒以保其血氣療病之妙不一端也每用開水送服三四錢

白雪糕

元氣足則不虛脾胃强則不弱神志安定則無昏昧之病乃人多患虛弱昏昧者由平日不養故也今特製是糕能補元健脾益精養血則津液生矣神志清矣隨意饑時服之其效如神

大温中丸

蓋人之身以陽氣為主是以氣血流行則生滯積則病今有溼熱伏于中膨脹滿于中水腹臌胖飲食少思則脾经先不利矣是丸用辛温以散其中則和中調中而温和之氣自行是謂大温中丸瘦人每米飲湯送肥人白术湯送

川朴 川連 苦參 蒼术 青皮 陈皮 山棱 莪术

白术 各五兩 香附 一斤 甘草 二兩 針砂 十兩 醋煅七次

八珍糕

大凡陽盛生熱者法當清凉亦一定之理也若胃虛脾弱大便溏泄胸腹悶脹又小兒乳食不充肌膚黄瘦皆由氣血兩虧當以八珍糕補之則元氣可培養營衛可調和誠養生之妙法也饑則食之可矣

党参　茯苓　山药　蓮肉各二兩　扁豆三兩　砂仁　五谷虫

鷄金各一兩

糯米炒粉為糕

胡慶餘堂丸散膏丹目錄

飲食氣滯門

仲景真武丸
丹溪越鞠丸
丹溪小温中丸
神仙不醉丹
舒肝烏龍丹
遇仙丹
二味枳朮丸

仲景安蚘丸
大黃䗪虫丸
保和丸
導氣丸
戊己丸
定痛五香散
消痞狗皮膏

沈香化氣丸 景岳云 沈香降氣散

宗氣積于中藏出于喉貫于心而行呼吸故曰人以氣為主也自人中脘積滯則氣不宣通以致腹悶肋痛吐酸噯滯面目腫浮喘促傷神是丸能升清氣降濁氣寬利二便之氣而氣無不化矣臨卧姜汁送服三錢能常服之真奇效也

沉香 砂仁 香附 甘草

枳寔導滯丸

人生飲食不節為害可勝道哉今不知調攝者無論生熟輒食之無論寒熱輒食之乃溼熱一生輕則泄瀉重則腫脹脘腹不化疼痛作焉是非導其滯不可此丸蕩熱袪積消食利溼補土固中功正大也每服開水送服三錢

大黄　黄芩　川連　神麯　白朮　茯苓　澤瀉　枳實

蒸餅為丸

木香順氣丸

三焦者人身三元之氣也總領藏府營衛经络内外左右上下若三焦不通則滯而不飾逆而不順矣乃有食積則氣阻腹脹則氣滯痞悶則氣停甚至嘔吐疼痛百病旋集此丸加以木香運氣藥也服之則食与滯消痞与脹散而氣順矣每用開水送服三錢

木香　草蔻仁　益智　蒼朮　川朴　青皮　陈皮

半夏　吳萸　乾姜　茯苓　澤瀉　升麻　柴胡

當歸

順氣消食化痰丸

食因過多而積痰由寒溼而生乃始而停滯不化以致溼熱相蒸痰涎壅塞氣不流行此丸能開胃氣破滯氣平熱氣食消而痰不生氣順而喘自止所謂消食化痰者即此也夫每用滾湯送服三四錢

青皮　製膽星　陳皮　半夏　萊菔子　蘇子　沉香

麥芽　神麯　葛根　杏仁　香附

薑汁蒸餅和丸

消痞阿魏丸

從來痞滿無痛塊癥瘕積聚皆有塊則凡食積痰血俱同類也此乃消痞之奇方並治一切營衛失序脾不運化亦必須量人虛實治之實者每服二錢過虛者忌服服後必常食核桃肉則痞結潰散功效見矣

阿魏　薏仁各七錢　茯苓　當歸　黃芩　青皮　草果各八錢

神麯　延胡索　黃連　只實　查炭　陳皮　白朮　柴胡兩

鱉甲兩

沈香化滯丸

大凡脾胃不和者皆氣為之也氣塞則不通不通則不化乃或食後動怒以致停積或作事生怒以致胸悶而後腹痛痞脹胃脾弱而肝氣上騰食不下咽矣此丸能化之通之積者行而滯者運每用滚湯送服三錢

沉香一兩　大黄二兩半　半夏　砂仁　藿香　檳榔　白术

川朴　陳皮　只實　木香　黄芩六兩　山查　神麯各二兩半

姜汁竹瀝和丸

葛花解酲丸

酒能養性則有益酒能亂性則有損凡合歡之時中藏無主必至盡量而飲不思過飲傷人甚至罵詈倒地過候則忘後則如常無忌不知損傷心神矣久而嘔吐便瀉滿腹溼痰晨昏無間豈徒胸痞手麻之常作而已哉是丸解積酲固中氣能引溼熱從二便出真妙方也妙〔好〕茶送服二錢盞煖則氣行而宿酒消矣

葛花　砂仁　蔻仁　木香　茯苓　黨參　白朮

青皮　陳皮　神麯　豬苓　澤瀉　乾姜

中滿分消丸

世之名蠱脹者有四種爲鼓脹氣脹水脹熱脹悉由食積房勞內傷外感總不外七情六慾之症李東垣先生臨症編寰區凡過一症辨之必明手定是丸尚爲蠱脹服之無不見效如神早晚用燈草湯送服二錢麵鹽之食忌服

厚朴炒 枳實炒 黃連炒 黃芩炒 半夏五錢薑製 陳皮 知母炒
澤瀉二錢 茯苓 砂仁 乾姜二錢 薑黃 人參 白朮炒 甘草炙
猪苓一錢

蒸餅丸焙熱服

茱連左金丸

脇乃肝位肝動則痛肝傷亦痛皆鬱結憤怒所致也漸而脘疼心痛腰腹牽攣肝火旺盛或作或止倏瘥倏痛以此治之最爲靈驗每服一錢甚則倍服滚湯下之凡嘔吐吞酸淋閉泄瀉或噤口痢不受湯藥者皆可服之

吳茱萸一兩 黄連六兩

禹餘糧石丸　一名大鍼砂丸　又名蛇含石丸

歌曰水腫腹鼓其原一皆是脾虛不運尅此症大約木旺土虛不勝水故也乃脚膝浮腫上氣喘急小便不利此丸不但治水氣之妙藥也即三十六種腫病皆可治之每服溫酒或開水任服三十丸

蛇含石 煅 三两　禹餘糧 三两　真針砂 三两　羌活　木香　茯苓

川芎　牛膝　肉桂　豆蔻　大茴　莪术　附子　乾姜

青皮　三稜　白蒺藜　當歸

蒸餅和丸

固陽天真丸

陽元虛弱者加以房事過損腠理久踈胃氣久薄肢体羸瘦津液枯涸腿囊虛腫腹臍冷痛是謂陽虛溼生之症此丸治之則氣益血補胃開津生而天真復元陽固矣空心每用溫酒送服三錢

山藥 蓯蓉 各十兩 當歸 十二兩 天冬 一斤 精羊肉 七斤 同煮加入無灰酒 四瓶 煮爛加入後藥

黃芪 四兩 黨參 二兩 白朮 二兩

糯米飯糊丸

駐顏天真丸　一作天真丹

凡人一身外而形容豐滿內而脾胃壯健津液所以不竭也乃陽虛而溼漸生腹冷澼寒甚至腿腫如斗囊腫如瓜肌膚枯槁憔悴極甚又有亡血妄行者非服此丸不可久久服之童顏黑髮駐景天年致斯應也每用溫酒下三錢

杜仲　故紙　巴戟　胡蘆巴　小茴　黑丑　萆薢

血竭　沒藥各兩　瑤桂半

保和丸

仲景十棗丸

經曰腎者胃之關也關閉則水積胃病而關自閉矣今停飲作痛邪熱內蓄甚至脇亦水聲心下痞鞕氣短空嘔皆胃閉喘嘔水飲作痛之症也每服一錢米飲湯下之效甚神矣

芫花熬　甘遂　大戟

棗肉打和為丸

仲景真武丸

少陰腹痛其原由脾腎虛弱所致以致中有水氣故心悸頭眩汗多亡陽肉瞤筋惕漸而四肢沈重咳嘔便閉仲景手製此丸補土利水療悸眩定瞤惕引火歸原之意也每用開水送服三四錢

茯苓二两 白朮二两 白芍二两 附子两 乾姜

仲景安蚘丸　即烏梅安胃丸

大凡厥陰之症始于足大指上直至小腹循脇上口唇其脉必沈甚至舌捲囊縮四肢厥冷久痢煩滿蚘厥腹痛嘔吐不止此厥陰真寒之症也仲景秘製是丸真回陽救急之良方也每用米飲湯送服二三錢

佃辛　肉桂　人參　附子　川椒　川連　乾姜　黄栢

當歸

丹溪越鞠丸

人之一身有濕有火有痰有血有氣有食是謂六鬱無以開道之則飲食不化胸膈痞悶吐酸嘔痰瘡毒等症俱起矣丹溪因製是丸開之化之扶之清之治之消之鬱者舒而悶者伸矣每開水送服三錢

香附 川芎 蒼朮 神麯 山梔

大黄䗪虫丸

無勞無傷保身之法也豈古今人不相若寔氣運使之然耳自人五勞七傷之症起羸瘦少食或憂食勞傷或房事勞傷以致經絡營衛虛勞成傷則肌膚怯弱目黯頭眩皆為傷伐金匱自製此丸君臣佐使配合各當至精至妙空心酒服五丸一日進三服功效神也

丹溪小温中丸

肝性多動而少静無以平之則旺凡中焦鬱結溼熱滯爲
咸憤悶腹脹氣熱肝旺以致脾胃虛弱下食不化口淡無
味每服三錢白朮陳皮湯下如甚者人参湯下之服一月
大便黑色者佳至兩月而脹消忌服食鹽

保和丸

太和翔洽保泰持盈猶心神定臟府安自有和平之氣也今有酒食停積吐酸腹痛泄瀉噯氣發熱發瘧以及小兒食滯腹痛脾熱均是內傷而氣不和之症本堂虔製是丸以治之則消食解酒下氣化痰而和平可保也每用開水送服三錢

神麯　山查　茯苓　半夏　陳皮　萊菔子　連翹

麥芽

神仙不醉丹

大凡困于酒食者胸膈多不快利自晨至夕嘗在醉鄉也外而皮膚皆熱內而肝肺不清甚至時作嘔惡時作痰逆嗜酒之輩或皆有之此丹隨身備帶遇飲則嚼一丸隨飲隨解能令終日不醉再飲再服并使經年不醉調中消渴滋腎降火豈徒治宿醉未醒已哉功效誠神矣

導氣丸 即導氣湯

寒疝之名有七總為房勞辛苦而成此症或小腹下注上奔心腹急痛或囊偏大小或臍傍一梗升上釣痛先宜舒筋以導小腸膀胱之熱從小便下行此為丸治疝君藥按古製法靈驗異常每用白滚水送服三四錢

川楝子　小茴　木香　吳萸

舒肝烏龍丹 一作烏龍丸

肝者干也最能干犯他藏而作怒々不快則鬱至鬱則氣冲上逆胸脇疼痛四肢厥冷久之精遺下帶虛勞成症此丹能調其肝則氣舒平其肝則體亦舒而後飲食進虛勞補靈驗異常請嘗試之

九香虫五錢 杜仲八錢 車前一兩 陳皮四錢 於术三錢

蜜丸

戊己丸

脾屬土居中央以干支派之曰戊己凡有肝火鬱結兩脇疼痛胃氣不舒吞酸嘔吐或脾經受溼食停瀉痢者俱可服每用開水送服二錢

左金丸料加白芍

遇仙丹

人之易于傷風者或元氣虛乏風乘虛入或素有鬱熱邪風易入此丹能追邪風逐積滯攻痰涎消腸澼大有功效每服五十丸弱者減服五更時清茶送下再飲溫茶助之

黑丑　檳榔各一斤　大黃八分　山稜　莪朮各兩　木香一兩

皂角並湯去滓煮麪糊為丸

此丹追虫逐積消積利痰服之下虫積惡物後白粥補之

定痛五香散

肝風之作也不但胃脘為之疼痛即胸腹之痛亦然南人虛弱之體固常有之而婦人為尤甚此散定痛妙葯每服二錢黃酒送下效驗立見

二味枳术丸

消痞除痰健脾進食一消一補之法也王安道曰勞倦之傷宜補益之飲食之傷宜消導之李東垣故製此丸以白术甘温補脾胃之元氣枳寔苦寒泄胃中痞悶化胃中所傷是先補其虚而後化其傷則凡有此疾者急師東垣先生是丸可矣用開水每服三錢

白术　枳實

荷葉煨飯和丸

消痞狗皮膏

凡肝氣過甚者其腹內必有痞血癥瘕之症胸腹脹悶積聚成塊宜先和肝通氣然後其疾可消也消將此膏在滾茶壺上烘熱貼于患處用煖手揉熱能作寒熱肚痛瀉纖其痞自消百日內切忌酒色煩惱氣悶等事

草蔻一兩　胡黃連　檳榔各一兩半　吳茱萸　雞金　芫花
杏仁　水紅花子　山稜　蕪荑　大黃　大戟　秦艽
鱉甲　巴豆　蓬朮　甘遂　木鱉　川山甲各一兩
大蒜頭六斤　透骨草(即鳳仙花梗)一兩　麻油五斤浸透

熬枯去渣加入

阿魏五兩　肉桂八兩　丁香　木香各兩　乳香　没藥各一兩

麝香三錢　黃丹二斤半

右藥攪和成膏用狗皮攤貼

胡慶餘堂丸散膏丹目

痰飲咳嗽門

青州白子丸

無價寶丹

滋陰順哮丸

哮病丸

鎮邪獺肝丸

清氣化痰丸

陽盛陰虛則水氣凝而為痰是水濕火熱生痰之本也故有經曰氣能發火火能役痰則知化痰者必以清氣為先此丸降氣清火治其標也補陰利水治其源也清其氣而導之則痰自化矣每用茶送下二錢咳嗽者用梨湯下胸膈不利者用姜湯下若油麩生冷椒酒動火等物皆宜忌之

半夏薑製　胆星兩　橘紅　只实麩炒　杏仁　栝蔞仁去油

黄芩酒炒　茯苓兩

姜汁糊丸

礞石滾痰丸

此丸能治實熱老痰之峻劑，虛寒者不宜服也，即孕婦亦忌服。故製老痰之方，不涉脾肺而責之胃腎，腎為生痰之原，胃為貯痰之器也。礞石能稟中央之黄色，入通中宫，黄芩能清理胃中無形之氣，大黄能蕩滌胃中有形之質。然痰雖滑，其善棲泊于腸胃而為巢穴，不肯順流而下，仍得緣涯而升，故稱老痰。所以選金石以佐礞石之燥，可以除其湮之本，可以掃其曲折依伏之處，使濁穢不得腻滞而少留，此滾痰之所由名也。本堂秘製是丸，則必購求上品

藥材地道極正按古法製至精至佳用開水姜湯任服五十丸一舉而三善為功效是以若神也

青礞石煅两 大黃八两 黃芩八两 沉香半

水泛丸

竹瀝達痰丸

此亦治痰之良方也凡虛火上升者喘急過盛昏迷不卧人事不省煩悶痴狂怪痰迷竅變幻百出急宜服此夫關門不開仍得為老痰之巢穴沈香為北方之色能納氣歸腎又能疏通腸胃之滯則水垢不留而痰之不作可保永也每用姜湯送服三錢

大黃一兩　黃芩一兩　沉香半兩　礞石一兩　檳仁一兩　半夏一兩　甘草一兩

竹瀝二碗　姜汁三杯

即以姜汁竹瀝泛丸

導痰小胃丸

李時珍曰痰涎為物隨氣升降無處不到入心則竅皆迷無以導之則愈入而愈難治豈徒在胸膈腸胃間鬱結而已哉是丸則無論頑痰老痰導之使出而痰消矣每用開水一錢送服

大黃 酒煮 四兩　黃柏 二兩　大戟　甘遂 以麪裹煨可用　芫花 醋炙 各五兩

癲癇白金丸

痰之為害甚矣哉發陽為狂入陰為癲凡痴癲羊頭風等症皆痰迷心竅所致有婦人瘋癲十餘年服至一日餘則心間如有物脫去再服數十日而愈製此丸者以欝金去惡血白礬化頑痰能通利心竅是以神效也

生廣欝金　生白礬各兩

黃米飯和丸

除痰二陳丸

大凡痰以燥溼為分飲以表裏為別今為專溼言之其痰滑而易出多生于脾々寔則消之故爲製二陳丸為化痰之妙葯服之能利氣和平治濕健脾每用姜湯送服三錢厚味怒氣時刻留心

陳皮 半夏各二两 茯苓一两 甘草两

姜棗湯泛丸

癇症鎮心丸

癇症之發猝然者也仆倒不擇地口角即流涎叫喊作畜聲皆痰火為之也或謂胎中受驚積久觸動而發耳宜先安其神定其志故製此丸名曰癇症鎮心用滚湯服一丸

犀角一錢 胆星一錢 犀黃一分 珍珠三分 辰砂三錢 茯神二錢 甘草一錢

川連三錢 棗仁一兩 麥冬三錢

血症十灰丸

大凡吐衄崩下皆是經絡散行之血也常血循經一定之理今無分上下變幻妄行以致血不循經如是耳茲製丸以統治之則血皆歸經矣每用滾湯送服三錢

絲綿灰　小薊灰　茜艸灰　側柏灰　陈棕灰　頭髮灰
丹皮灰　蓮房灰　蒲黃灰　藕節灰

藕汁泛丸

瘧疾半貝丸

俛涵初曰瘧之爲害南人患之北人尤甚然不治則發無已時不得其道則惡邪内伏正氣日虚此丸不必分陰瘧陽瘧及非時瘧人無老幼病無久暫服之皆極神效每用姜湯送服二錢

川貝　半夏

加味百花丸

壯水之主以益元陽凡七情內傷者酒色無節以致虛火妄動午後虛潮咳嗽喘急口乾聲啞吐痰帶血脾弱肺癰百損諸虛等症凡屬于陰虛皆可服是丸細嚼一丸滾湯下切忌房事并助火之物

百合兩　款冬花兩　川貝　麥冬　茯苓　桔梗　紫菀各兩

橘紅五錢

蜜丸

指迷茯苓丸

柯韻伯曰水入于胃游溢精氣上輸于脾此自陽入陰也脾氣散精上歸于肺此地氣上升也若陰陽不和清濁相干胃氣乱于中脾氣難于升肺氣滯于降而痰飲隨作矣故中脘留伏手臂疼痛及婦人産後發喘四肢浮腫昔有人為痰所苦夜間咳嗽兩手發戰不能舉物服此即愈效驗如神每用白滾湯送服三錢

半夏二兩 枳殼半兩 茯苓一兩 風化硝二錢 以朴半

姜汁和丸

甯嗽丸

蓋肺屬金畏火者也過熱則嗽金性剛燥惡冷者也過寒則嗽若不表散則邪氣留連而不解此丸溫潤和平既無攻擊過當之虞大有啟扃驅賊之勢是以投之而嗽甯也

每用滾湯送服三錢

川貝　党參　半夏　茯苓　杏仁　前胡　薄荷　各二兩

蘇子　兩半　橘紅　兩　甘草　半　桑葉　兩半　米仁　二兩

右為末用生穀芽　兩　川斛　兩　煎湯泛丸

三因控涎丹　一名妙應丸

凡肩背腰脇手臂腿膝徧身筋骨牽引環腫者此痰在胸膈上下或手冷痺氣脉不通皆痰滯經絡所致此丹最爲靈驗若服之久其愈立見臨卧空心姜湯送服一錢

甘遂　大戟　白芥子

紫金丸

哮吼之症溯其初發之時大約失于表散以致外邪內伏久而喉內有聲時作氣喘至寒冬為尤甚服是丸者上而肺藏通下而腎元足哮症自痊矣每服七粒冷茶下之輕者一次重者二次神效如是

青州白子丸

痰之生也由于風寒濕其脉必遲必弦必緊此爲風痰湧盛之症也或口眼喎斜手足癱瘓嘔吐涎沫以及小兒驚風痰壅泄瀉皆可服每姜湯送服二十丸癱瘓酒下小兒服三五丸薄荷湯下若熱痰迷竅者不宜服

白附子二兩　生南星三兩　生半夏七兩　生川烏半兩

糯米糊丸

哮病丸

哮病有五曰痰哮風哮水哮鹽哮冷哮是也或時而氣喘時而痰壅若不早為搜治則終身不止恐久而愈難治也此丸能治一切哮吼之症以及痰氣結胸咳嗽皆可服之每用姜湯送服二錢小兒減半

無價寶丹

癲者痴呆之狀狂者剛暴詈罵力大踰垣癇者忽然作聲眩仆倒地俱係痰火結聚所致此丹無論病之久暫凡一切驚憂恐怖之症服之最為靈驗本堂按法告製必用先天任水法製之比之金丹無二寶也

鎮邪獺肝丸

鬼疰傳尸勞瘵亦五疰之一也此症使人寒熱沈沈默默夜夢邪祟目昏面艷久則更甚人象亦不畏懼男婦皆有之此陰惡症也今製此丸以獺之為物晝伏夜行取其肝而製丸是以能治邪祟也每服二錢日進三次立愈

真獺肝一具烘乾研末

酒和丸

滋陰順哮丸

哮為痼疾，有与喘相似，其寔有不同者。呼呼不已，喘息有音，此表寒而內熱秘之，致成斯疾，男婦大小皆有之。以此論之，總不外寒痰所致。此丸調和五臟，定喘補溫，久久服之，自能見效。每用開水送服四五錢。

胡慶餘堂丸散膏丹全集

各種花露目録

鮮藿香露
鮮稻子露
馬蘭根露

鮮橄欖露
陳香櫞露
野薔薇露

各種花露

鮮生地露

此能逐血痺瀉實熱滋脾血益腎氣除皮肉筋骨之痺療折跌絶筋之症盪其寒熱積聚補其中焦精汁誠脾腎經藥也

地骨皮露

此能去腎風益精氣觧骨蒸消濁痰瀉腎火降肺中伏火誠下焦肝腎虚熱之要藥也若上膈吐血取而嗽口亦極神驗

枇杷叶露

此能止欬嗽治肺痿和胃降氣清熱解暑是肺氣熱嗽之良方也若衄血不止者熱飲瘡潰爛者飲而兼洗其效甚神

夏枯草露

此能治瘰癧散結氣去脚腫消溼痺禀純陽之氣得夏則枯補厥陰血脉其功甚偉解退寒熱明目補肝補血分之功能

金銀花露

此能解熱毒療血痢瘡疽發背伏硫制汞故有通灵之美稱也

玫瑰花露

此能養血脉補陰虚平肝煖氣和胃悦脾誠九種心痛之要藥

白荷花露

此能清心神觧熱暑清痰止血益智固精誠駐顏輕身之神品

早桂花露

此能止牙痛補腎氣平肝化痰煖臍生津誠益胃補脾之神品

甘菊花露

此能祛頭風除目翳消痰寬胸耐老延年治金水陽分之要劑

黃菊花露

此能除風熱消陰腫補水益金平肝補陰治金水陰分之要劑

茉莉花露

此能潤肌膚長鬚髮可以取液可以煮茗誠香氣撲人之妙品

霜桑叶露

此能消渴熱止盗汗明目長髮逐去風痺乃手足陽明之藥也

薄荷叶露

此能搜肝氣除肺鬱消風散熱小兒風涎手足厥陰氣分藥也

鮮佛手露

此能祛煩熱陰骨蒸寬胸理氣開胃益脾誠消痞積之妙劑也

鮮藿香露

此能止嘔逆治霍亂溫中快氣清暑消熱誠助脾胃之神品也

鮮橄欖露

此能消酒毒解河豚生津止渴開胃下氣誠治一切魚蟹之毒

鮮稻子露

此能止霍亂解煩渴補中益氣健脾煖胃誠令人補益之妙品

陳香櫞露

此能治心煩利胃氣飽脹噎膈痰水立消洵清香撲人之佳物

馬蘭根露

此能破宿血治驚癇療痔漏瘡止諸瘧病誠入陽明血分經也

野薔薇露

此能療諸瘡散熱毒味酸性温驅邪消風兼治一切驚風諸症

二十四製金柑方

廣木香二錢 紫蘇附子 綠梅花五錢 草烏葉一錢 全當歸一錢 小青皮一錢
野薔花一錢 延胡索一錢 生甘草一錢 東白芍一錢 小茴香朴 玫瑰花卅朵
白毛橘紅一錢 江枳殼一錢 苦桔梗一錢 川鬱金一錢 川楝肉 陳香櫞一錢
玉蝴蝶卅 陳佛手一錢 橘絡一錢
右藥煎三次去渣澄清收膏加鮮金柑壹百枚蒸熟拌
乳內曬透再加後藥蓋面
伽楠香一錢 春砂米一錢 玉桂一錢 荳蔻末一錢 降煙

胡慶餘堂丸散膏丹全集

各種油酒目錄

各種香油藥酒

檀香油

熱腫能消溫之功也噎嗝能止辛之力也若除肝氣痛止心腹疼塗擦患處此香最良

丁香油

寒氣凝結辛能解之風痺疼痛溫能化之若殺蟲療臭辟惡去邪此香摩擦其效如神

肉桂油

能利肝肺氣能治九種痛沈寒痼冷摩擦能溫結氣壅脾

摩擦能熱凡脾腎之病以此搽擦宣通乃效

薄荷油

辛能散風邪凉能清利氣頭風目赤能消散之肝火上升能宣達之凡一切風熱摩擦患處自能取效

百益長春酒

凡人有虛損勞傷筋骨疼痛此血不養筋以致于是又有半身不遂或癱或瘓口眼歪斜以及痰瘧受邪跌打損傷悉由氣血有虧久服此酒則百体受益可保長春

史國公藥酒

凡男婦有風痺之症則必四肢麻木拘攣時形左癱右瘓以致骨節痛甚下元虛軟並一切所受風寒溼之症此酒和煖香甘隨量飲之補益有功

法製五加皮酒

凡男子腎水虛寒小便餘瀝婦人陰氣不足腰膝常痛故有癱瘓拘攣之症悉由五勞七傷有以致之也是酒隨量飲之則調和營衛大補心神至氣運而功見也

養血愈風酒

凡五勞七傷中風拘攣者皆風痺之氣發於筋骨以致四

肢疼痛血不養筋故痠涇易生虛損過甚此酒服之則血能養而諸風不作試之神效

參桂養榮酒

凡參為補元之上品桂為純陽能上升也此酒能隨量常飲之則養其榮而陰陽和調其氣而精神壯延年益壽是其效也

佛藍洋參酒

凡人氣血不足者惟參能補之平之則水火既濟而陰陽調和此酒常時服之則養血者是酒益氣者亦是酒筋骨

由是壯精神由是補鶴髮童顏其效豈淺鮮哉

虎骨木瓜酒

虎骨剛勁而氣壯木瓜酸香而性脆故追風定痛虎為之也轉筋强骨瓜利之也凡骨脛攣急脚膝無力是能調和營衛補助穀氣應效甚神

補益杞圓酒

杞子龍眼皆補益心神之君藥也凡有五藏邪氣七情勞傷勢必及心痛煩渴神志不寧以二味製酒服之則補虛長智開胃益脾而腎自滋而肺自潤功效乃見

東塾藥方一卷

〔清〕陳澧撰
稿本

東塾藥方一卷

本書爲中醫醫方稿本。陳澧（一八一〇—一八八二），字蘭甫（一作蘭浦），號東塾，世稱東塾先生，廣東番禺人，清代著名學者。清道光十二年（一八三二）舉人，六應會試不中。先後受聘爲學海堂學長、菊坡精舍山長。前後執教數十年，提倡樸學，所造就者甚多，形成『東塾學脉』。陳澧於天文、地理、樂律、算術、古文、駢文、填詞、書法無不研習，著述達一百二十餘種，著有《東塾讀書記》《漢儒通義》《聲律通考》等。本書載有藥方十八首，其中前十七首似爲處方箋，并非記載主治功效的成方，蘭甫先生珍之存之，或爲其自服之方。最後，其門人補入一個固齒方。書爲陳澧稿本，應予珍視。

東塾藥方

正防黨參　三錢
干薑　七分
熟附子　錢
玉桂　三分

[illegible]五味子 打扁　十粒
炙甘草　七分
雲茯苓　二錢
生白芍　錢半

金銀花亭

山無平壽蔣氏藏

傳擬六文

痢方

川羌 秦艽 一錢 桂枝 一錢半

明天麻 茯苓 二錢 白芍 微炒不可炒黃 二錢

陳皮 去白 七分 炒酸棗仁 一錢

炙甘草 二錢 製香付 一錢

干薑 二分 [illegible]

淨水煎 [illegible] 不研末

夜包

十二月初十日

赤茯 三下
枇杷葉去毛 下
葛根 二下
製半夏 下
合宜

北杏仁去皮尖 下半
紫蘇梗 下
薄荷 四下 後下
淨水煎

十六日

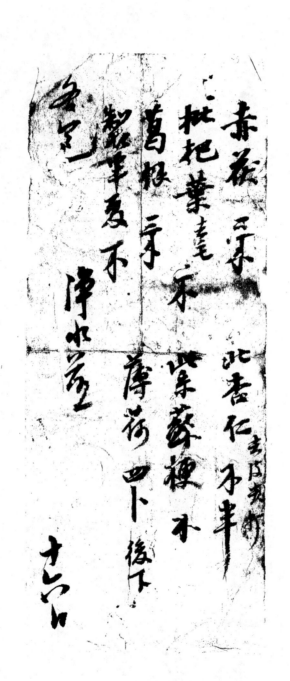

熟地 砂仁末
歸身 二錢
山萸炭 二錢
茯神 二錢
鹿角霜 三錢

菟絲 二錢 杜仲 二錢
白芍 酒炒
赤石脂 一錢
炙草 四分
[illegible]

[illegible]

破故紙二月
巴戟二月 酒炒
杜仲四月 塩水炒 去絲
核桃肉三十四个
紅杞子四月

鹿、、茸
猪海參四月 先燉爛
羊腰六隻 去筋膜煮熟
猪脊髓六條 洗淨蒸熟

京例

○雲茯苓 自肯 千切 五分

叢果葛 三分半

桂枝木 三分半

白芍 厚片炒 三分半

甘草 水炙透 八分

○高麗參 自肯 三分

海螵蛸 新 不研 三分 生炙

干薑 三分

○橘紅 自有 六分

淨水煎 加韭白二分為引

十四帖

○自有 高麗參四錢 熟附片四錢 桂枝木錢半
○自有 雲茯苓四錢干切 干薑三錢 白芍炒三錢
炙甘草錢半 陳皮去白八分 製半夏三錢

淨水煎

十五日 服

熱服

正防黨參 五分　炙甘艸 七分

白朮 錢半　熟附片 一錢

雲茯苓 錢半　生白芍 一錢

製半夏 一錢　干薑 五分

淨水煎

共捻料共研細末和匀蜜丸

　　　　　　　　　　　　　　　　四月十二日

包

正防黨參三
熟附子五
炙甘草炙透八卜
各包雲茯苓切三錢

生白芍一錢半
五味子打開十粒
自有玉桂三分沖湯
淨水盞三升

製半夏 一錢　枳殼 五錢

陳皮 五錢　甘草 五錢

白茯苓 三錢　川貝去心 杵

苦杏仁去皮尖 三錢

生淨萸 丹五

西斗

正防黨參（薑炒）三錢　舊陳皮（去白）一錢

雲茯苓（片切）三錢　製半夏二錢

炙甘草（炙焦）一錢　熟附片（微炒）二錢

乾薑一錢

引　淨水蓮 [illegible]

正月初四

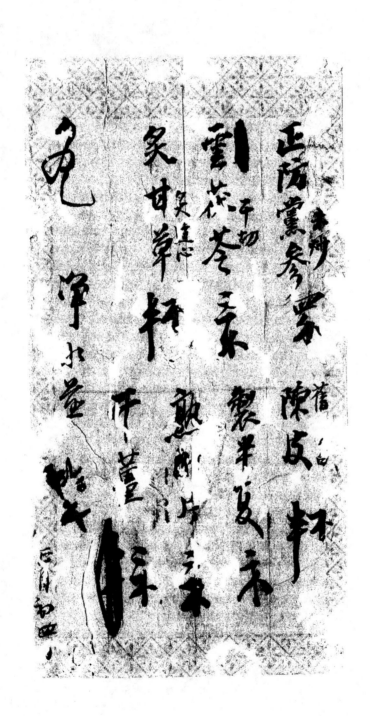

熟附片錢　雲茯苓錢千切
北五味子打扁七粒　炙甘草七分
製半夏錢　生牡蠣打碎錢半
杉參一錢半另燉沖
廿吉
倉乙

鹿茸一兩　羊腰十二隻去筋膜　豬脊髓十二條　海參[illegible]一斤

菟絲一兩　胡桃肉七斤去衣　枸杞子八兩　巴戟八兩[illegible]

杜仲一兩鹽水炒去絲

黨參
○附子
川椒
○牡蠣
熟地
萸肉
故紙
巴戟
肉桂

冬朮
淮山
干薑
○蓯蓉
○炙草
砂仁

○白芍
○杜仲
○首烏

擬

參 不半 甘 七卜

薑 七卜 芍 不

桂 三卜 苓 二卜

附 不 棗

[illegible]

蘇梗 一錢　赤茯苓

製半夏 一錢　[illegible]

北杏仁 去皮尖研　加燈心一丸引

枇杷葉 去毛蜜炙 一錢

各包　[illegible]

以周密志雅堂叢鈔載　王子慶藏御書十卷
內一卷仁宗御書齒藥方生薑地黃細辛白芷
不蛀皁角去黑皮并子各一兩同入藏瓶內用黃泥
封固劑用炭火五六斤煅令炭盡入白僵蠶一錢甘
草二錢并為細末早晚用揩齒并治出血動搖等症
是古人所書藥方固可寶貴蘭甫先生精醫術今
得方十餘彙而存之不獨可供清玩已也

防党〥兩　茯苓〢兩

川貝〡兩　麥芽糖〸兩
末

先將防党茯苓煎濃汁去
滓加糖熔化入川貝末再熔化